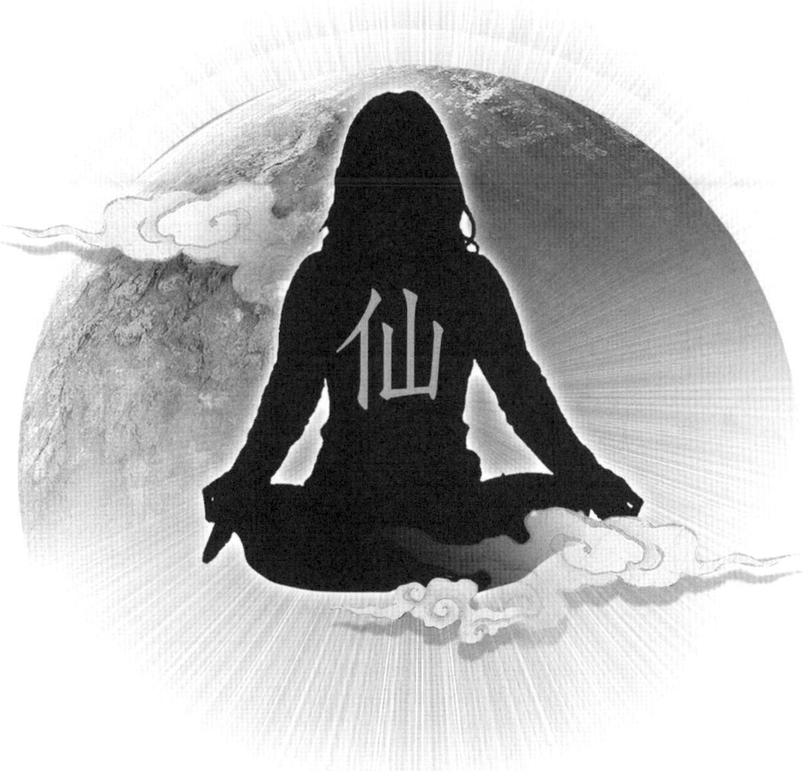

仙人成仙術

仙人成仙術

原 著 者｜高藤聰一郎
編 譯 者｜陸明軒

發 行 人｜蔡孟甫
出 版 者｜品冠文化出版社
社　　址｜台北市北投區致遠一路 2 段 12 巷 1 號
電　　話｜（02）28236031．28236033．28233123
傳　　真｜（02）28272069
郵政劃撥｜19346241
網　　址｜www.dah-jaan.com.tw
電子郵件｜service@dah-jaan.com.tw

登 記 證｜北市建一字第 227242 號
承 印 者｜傳興印刷有限公司
裝　　訂｜佳昇興業有限公司
排 版 者｜ERIC 視覺設計
3 版 2 刷｜2019 年 1 月
4 版 1 刷｜2024 年 6 月

定　　價｜320 元

國家圖書館出版品預行編目（CIP）資料

仙人成仙術／高藤聰一郎著；陸明軒譯，
——初版——臺北市，品冠文化出版社，1996.11
面；21 公分——（壽世養生；23）
ISBN 978－957－557－638－7（平裝）
1.CST: 氣功　2.CST: 長生法
411.12　85010363

序言

仙道是運「氣」方法中最好的捷徑。本書儘量完全合乎現代化的闡釋，以實用為目的，本書所介紹的修煉，大多取自中國一門一派的修行法，深入淺出、條理分明地告訴您，如何利用天賦條件與心理、生理機能，再配合物理調養。

下面舉出幾種修行法：

- 誰都能運轉「氣」。
- 仙道的生理學。

仙人強精術及控制法（**以上兩種有連帶性**）。

- 呼吸練習法。
- 仙人的體系訓練——小周天。

以上介紹的修煉法，在書中均明確的描述，不論從那一種開始都可以，甚至也可同時進行。（**除了「仙人的體系訓練——小周天」之外的前三項修行法，都**

是各自獨立的，只要作了一種就能感覺「氣」或「運氣」。）

仙人的成仙養生術，固精為主要修煉項目，因之，古代仙人對此功夫頗具高深造詣。誰都能學會仙道，只要能耐心的閱讀和練習，便能長壽不老。

本書只寫至仙道的初步，亦即描述到「小周天」採藥之處，至於更深奧的「大周天」長生不老的階段，請閱讀著《仙道長生不老學》。

目錄

第三章　仙道的生理學

第六章　呼吸練習法

第七章　仙人的體系訓練——小周天

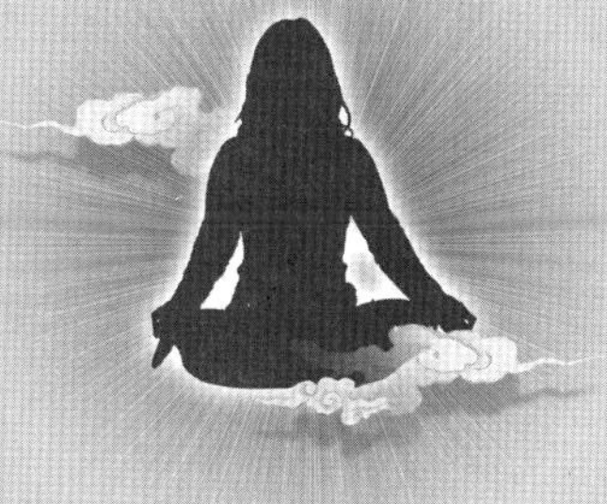

第一章

仙道的指導法

實用仙道

閱讀中國古代的仙道書，常會看到有關仙人修行的描述：把「氣」沿著脊椎骨往上升，然後運行到身體的前部，再將「氣」降下來，如此使「氣」循環到全身的修行法。

這種修行法，稱爲「小周天」。對於一些從來沒有練過仙道的人而言，也許認爲「小周天」修行法是傳說中長生不老的仙人，呑雲霞以維生的方法，而抱著懷疑的態度。事實上，古時候的仙道修行者，或研究氣功治療法的人，幾乎都練過「小周天」，一般人聽到這一點，或許會感到很驚訝。甚且，有些人則認爲這種修行法荒唐不可信，而嗤之以鼻。

不過，在還未打聽清楚前就妄下定論，是不正確的。例如，在幾十年前，尙有很多人對於針灸抱著懷疑的態度，可是現在呢？不但是中國人、日本人，甚至是歐美國家，對於針灸都已另眼看待。

在古代我國就盛行使用藥草的中醫學、使用金屬針利用火產生刺激作用的針灸醫學，以及利用呼吸和導引（一種按摩法）來提高身體機能，藉以治癒疾病的養生醫學等，這三種方法流傳至今。

在治療疾病和提高身體機能二方面，這三種方法在本質上並沒有很大的差異，但是，在體系基礎上，卻是互不相同的。

尤其是養生醫學，其外觀乍看之下，很富有宗教色彩。所以外表上，好像是一門醫學，又好像是一派宗教，此一養生醫學稱爲仙道。

從避免軀體生病這方面來說，仙道可算是醫學的一種。可是，把人類本來的潛能改變爲未知的力量——「氣」，然後使「氣」充滿於身體中;使得蟄伏的精神復甦，而達到治療疾病效果的作法，又與現代醫學迥然不同。

服用中藥，或施行針灸，並不會悟道。可是，只要接受仙道養生醫學的呼吸法，和一些輔助性的訓練時，不但可以治癒疾病，而且人體內潛在的某種不可思議力量也會產生，這一點和瑜伽術很相似。

雖然我說是不可思議的力量，可是，只要仔細的想一想，就曉得並無所謂不可思議的地方。人患有疾病時，我們的身體本能地就會想要把病治好，因爲我們的體內潛有抵抗力；倘若我們對於未知的事物，或某一方面產生悟覺，這也是我們人本身便具有要了解世界的本能作用而已。

人從呱呱墜地起，便受到五感（視覺、聽覺、嗅覺、味覺、觸覺）、常識（指一般智力正常的人皆有或普遍擁有的知識）等的束縛，當逐漸長大成人之後，卻成爲只能夠適應當地社會的「凡人」。所以，到了風土文化稍微不一樣的國度，看到一些陌生、新鮮、奇異的事物時，便會吃驚。

對於自己所生存的世界，如今卻發現並非五感上所直接看到、聽到、感覺到的世界，這種吃驚程度，實非到外國所受的吃驚程度可比擬。這種奇妙的感覺，絕非無中生有、杜撰捏造的，它是原本就存在的，只是你未發覺罷了。「氣」原本卽存在，是你尙未感覺到的一種能力。

過去，有些人一提到仙道，就認爲這只是與養生之道有關的一句話，因而認爲那只是一種把空氣吸進去又吐出來的呼吸法而已，更有人認爲這種呼吸法索然無味。事實上，這些人只聽了「導引」等的名詞，而對於最要緊的「氣」循環，卻未曾注意過。

沒有「氣」的仙道，就像是開了很久還不喝的啤酒一般，味道很差勁，一點也無滋補作用。拳法也是一樣，如果忽略氣的運行，不管打拳的姿勢多麼漂亮，而且每天皆能勤奮揮拳舞腿，然而練出來的拳法，不但對付不了街上的一些流氓，並且對於自己功夫也無進益之處，這種拳法還不如不練。

想修煉仙道而不運「氣」的情況，就好比忽略要點的拳法一般，也許，有人會反駁說，只要是對健康有益，何必講究得那麼精確呢？我認爲若只是爲了健康，倒不如乾脆在家中睡午覺或跑馬拉松，這樣還比較有效些。

前面所述的無啥用處的拳法，倘若稱它爲「非實用的拳法」，則片面注意健康法的仙道，就可以稱爲「非實用的仙道」。既然想修煉仙道，我們就應該學習眞正的實用仙道。

從實用仙道中，能夠得到什麼呢？這就要看自己的學習程度如何囉！不過對於能夠煉成長生不老的仙道而言，我不敢保證，因爲這還要看本身練功的努力程度如何而定！不過閱讀本書時，就會感覺到傳說中的仙人，並不是虛構，所以請活用你的腦筋，嘗試來識別眞僞才好。

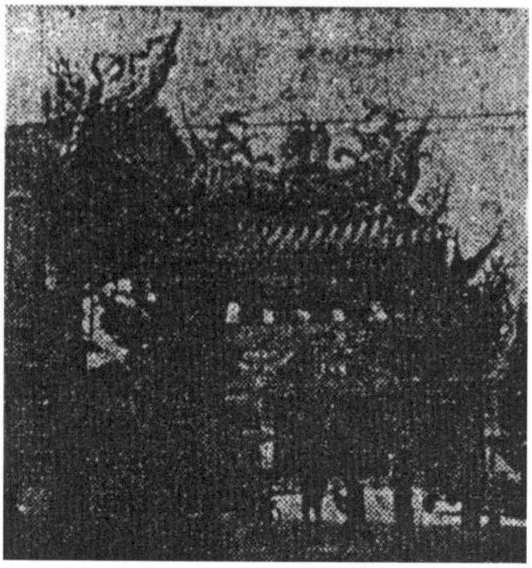

廟（天后廟，台灣苗栗）

仙人的實像

在一般人的印象中，所謂仙人，就是一位白髮白鬍的老人住在深山裡，過著吞雲吐霧，不食人間煙火的長生不老生活。或許有些人會從仙人的論述中，想到飛天仙人，據說這位仙人，能夠在天上飛翔，也能夠使自己的形像立刻消失，自由自在地到處遊蕩，然而一看到地上的美女時，便會呆住，曾有一次竟從雲端跌落下來。

日本人對於仙人形像定義，與中國人不大一樣，在日本國內神社所祭祀的神，往往被稱作神仙，也可說是仙人中地位較高的一種。像老子、莊子……等道家的哲學家也可將他們歸類爲仙人。此外，像張角、張道陵等人，能夠使用奇怪的咒語，也有人稱爲仙人。

在古代中國，有善於煉丹術的道士，常會將煉出來的丹藥呈送給皇帝並且對君王說道：「這是長生不死之藥。」這類人常爲了爭權奪利而使出這種邪術，但也有人稱這些施行邪術的人爲仙人。

依此看來，仙人的實像，實在難以捉摸，感覺上，好像介紹的只是仙人的虛像。晉・葛洪《神仙傳》中，曾提過八百歲的仙人李八百的故事；八仙之一的呂洞賓且被視爲神仙而供奉祭祀於道教的寺廟如指南宮。

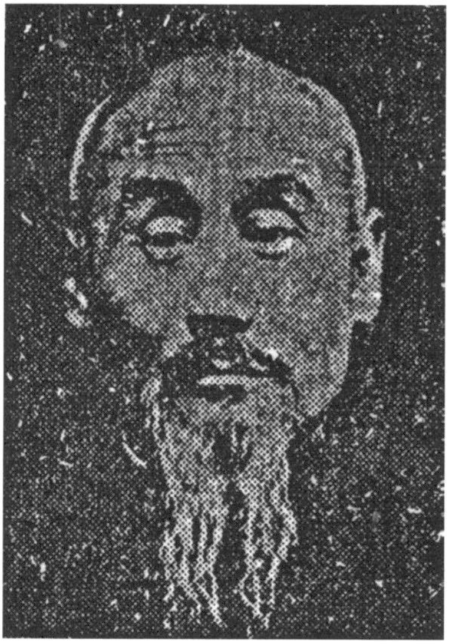

趙避塵

全眞教的開山鼻祖王重陽（一一一三年～一一七〇年）以及他的弟子丘長春（丘處機，一一四八年～一二二七年），也被認爲是仙人。至此仙道亦略帶有現實意味。當時武功蓋世的成吉思汗，曾被丘長春說服得改信全眞教，由此可見，丘長春並非泛泛之輩，雖未曾聽說丘長春等人能在天空飛翔，不過他們在華北一帶廝混，還有辦法來擴張他的宗教，而且他的後繼者，接二連三地產生了幾位傑出的仙人。

例如：幾代以後出現的教祖伍沖虛（一五七三年～一六四四年？），就是通曉這種修行法而活到兩百歲以上；滿清末期的趙避塵（一八六〇年～一九四二年），更將當時從西洋傳入的近代生理學加以應用，而研究出「氣」循環路線的理論，配合新知識而提出一套巧妙的修行法，可見此人相當有見識。

現代人能夠很順利地來修行仙道，都要歸功於前面所介紹的幾位人士。仙道與一般具有神秘性傳說的宗教，有很大的差別，仙人既非神仙亦非市井小人，他們是超越常人的修行者。

內丹法的起源與小周天的發展

古代的仙人們都會煉丹，丹者：就是一種長生不老或不老不死的藥。分成內丹與外丹二種，所謂內丹卽是將自己體內擁有的「氣」，在體內煉出來；而外丹，是由外界的物質所製造出來的。所以內丹很安全，可是要收集「氣」，卻不簡單。而外丹只要材料具備，即可以煉就，雖然較容易但是因爲所使用的材料都是硫磺、水銀類毒物，一不小心，可能會有中毒的危險，實在不是件好玩的事，但是有些皇帝及當權者，皆認爲外丹對長生不老很有功效，而服用它，結果，與其說是不老不死，倒不如說是不老即死。

那麼，爲什麼不改採內丹呢？也許有些讀者會這樣想。那是因爲比較麻煩的關係，因爲每天要做很規律的端坐，而且爲了不使「氣」放失，則不能聽一些悅耳動人的絲竹聲；皇帝也不能和後宮的三千佳麗進行房事，處處要受到限制，對當時專橫的權力者來說，怎麼能夠忍受呢？

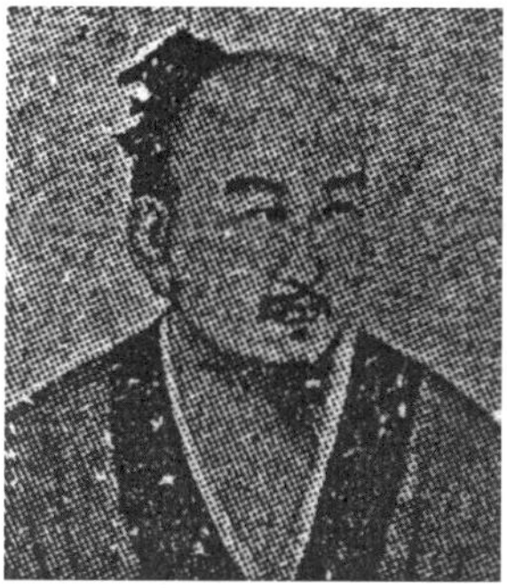

葛洪

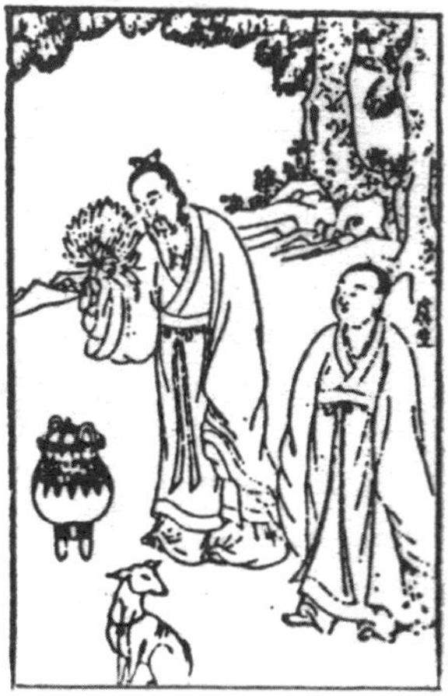

魏伯陽

有關內丹、外丹，正式記載在歷史文獻的年代，應該是晉朝。外丹方面，是記載於葛洪（二八三年～三四三年）所著的《抱朴子》；而內丹方面則記載於魏伯陽（一五一年～二二一年）所著的《周易參同契》一書內。本書所轉載的修行法，是屬於後者，不過目前已經很少使用《周易參同契》。中藥或是針灸，到現在仍在繼續研究討論中，同樣地，仙道方面以及《周易參同契》也已進步到相當程度。

其中，關於基本的理論，本書皆有錄載，但是採自原典的記載，有些文字表現得曖昧模糊，讀者不易明瞭。例如：有關「氣」要沿著背骨提升爲小周天修行法的起源，此部分的描述就很難懂。

到了唐代、宋代時，房中術之仙道術，文獻上已清楚地記載如何集中「氣」，而使「氣」充滿於身體內的實用法。可是，對於體系性的論述，卻沒有記載，大部分是描述，如何吸取女性的「氣」演出一段巫山雲雨等。至於，如何使「氣」循環的方法，還是使用相當於宗教的文字來描述，看了之後，還不能完全理解。不過，後來全眞教的伍沖虛（明代）、柳華陽（清代，一七三六年～？）二代教祖，將相似於宗教性質的修行法公諸於世。從此，「氣」的循環法才讓大家能夠近一步接觸到。

《天仙正理》、《仙佛合宗》、《慧命經》、《金仙證論》等等幾本書，被視爲教科學。還有一些只是口述給門徒的《大成捷徑》或《天機秘文》等書，在此之前，一直被當作秘傳而未公開，可是，也逐漸以平易的文字寫出來，使之流傳於世。

所以，到了這個時候，集中「氣」與運「氣」的方法，煉丹中煉大藥、小藥的方法，以及養神（物資化的意識）的方法，甚至於不老不死的論述，皆能夠很有系統地作成實用性的學說，並且以平易淺近的文筆寫出。

因此，到了清末，趙避塵便站在現代生理學的觀點，而寫了一本《性命法訣明指》。

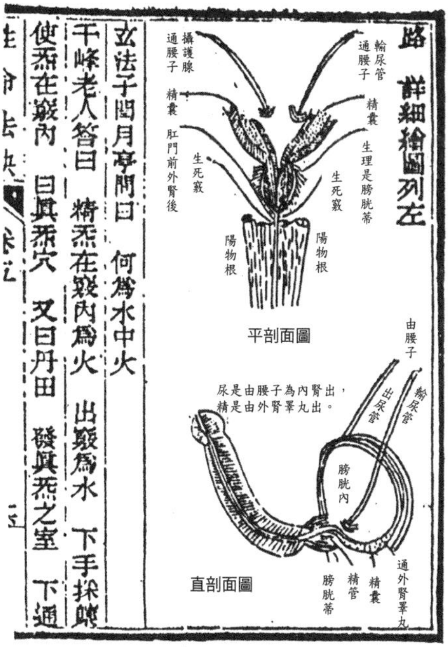

玄法子問月亭問曰　何為水中火
千峰老人答曰　精炁在竅內為火　出竅為水　下手採鍊
使炁在竅內　曰真炁穴　又曰丹田　發真炁之室　下通

《性命法訣明指》

從仙道到科學氣功

在這裡簡單說明仙道的歷史和派系及近代化的仙道。趙避塵提倡配合現代生理學的仙道，在此種影響之下，其門人便從醫學或科學的觀點，對仙道方面有了新的看法，因而創立了嶄新的體系。

當然，這種新的體系不是一年、兩年就能夠產生的，還須經過數十年的修正，甚至，有些部分目前仍在改良中。

現在，使用「氣」於體內的小周天修行法，來治療疾病，在台灣相當普及，這得歸功於對仙道下過工夫研究的前輩們，不過，醫學家或科學家，對此治療法，並不稱爲「仙道」，而稱爲運「氣」的功夫（鍛鍊）——氣功法。

雖然名稱改了，但本質上都是仙道，有時鍛鍊仙道的結果，往往會出乎醫學、科學的意料之外。所以在今日，氣功法也逐漸地受到人們的矚目。

中醫學、針灸醫學的有些部分仍是屬於未知的秘學，近代的醫學家之中，對這方面有研究的人，仍屬少數，因此，倘若病人的病治療好了，可是在精神上常會感覺到或看到奇異的景象，醫師卽會大感慌張地告訴病人那是幻覺而了事，如此一來，那些學習仙道便能產生覺醒之人的本能，就開始退化了，倘若沒有這種影響，已經有所覺醒的人，可使功夫再進一層，也許能成爲長生不老的仙人也說不定！

也許，有人認爲這種（幻覺）是現代科學的界限，可是，反過來說，這就是仙道無法以筆墨來形容的美妙地方，在初步性的「氣功法」階段裡，還帶有一些科學性、醫學性的色彩。可是修煉至某一程度之後，會感覺到有種突如其來的神秘的感覺，究其原因，大概是現代科學和仙道相比較之下，有些部分不一致的關係吧！

不論居住於台灣、香港、中國大陸的中國人，或分佈於東南亞，以及世界各國的華僑們，對於「氣功法」都相當的喜愛。

因此，只要有中國人居住的地方就有氣功法。淸晨，在公園裡，你就可以看到有些人在練太極拳，也有些人坐在公園的長凳上，鼓起腹部，又凹下腹部，嘴巴像金魚一般地吸氣又吐氣。外行人一看到這種情況，或許覺得這個人腦子有問題，可是他本人不只是動動嘴巴或腹部而已，相反地，在清醒的意識下，他正在練「氣功」。

中國人普遍地將這種方法，當作是一種健康法，甚至有很多醫師把它運用在臨床治療上。雖然，有些中醫學院並未設有氣功治療的研究科系，但是，它確實已發揮了相當的治療效果。

看了這些人所作的書之後，就會感覺到，一些古代的仙道書所未記載的注意事項，他們都寫得相當地仔細詳盡，並且有註釋加以說明。這種作法，則和以神秘體驗爲主要目的之瑜伽術或仙道書，有所不同。

瑜伽術與仙道，原則上是要拜師學習，雖然沒有明文規定，不過拜師學藝是必要的，書只是一種輔助工具而已。

可是氣功法就不一樣，事實上它比較像一些運動、圍棋或象棋等的實用書，當然運動或象棋也需要親自做做看，才曉得其中的奧妙，了解自己應該修正那一方面，使功夫能更加精進。

因此，初學「氣功」時，要使用科學的氣功法，而修煉到某一個程度時，也可以說修煉到氣功法無法解決某些問題的階段時，再回過頭來閱讀本來的仙道書。

科學上沒有辦法說清楚的部分，應該由自己的體驗來磨練，然後再跟科學知識相配合，如此的學習法才是合理的，這樣才會有透徹的了解。

本書以作者體驗爲中心，而把運「氣」方法，具體地配合實用方面寫出來，不過，筆者不是醫生，因此，書中談論的範圍不僅僅限於氣功法，亦包括一般仙道與其修煉法。

有些氣功法的名稱很好聽，可是，名不符實，這就是一種效果很差的修行法，像這種修煉法，當然，我絕不會去採用。

在中國大陸或台灣，關於集「氣」或運「氣」方面的書很多。但是，並不是每一本書對每一個人都能發生效果，某一本書，對某一個人來說，可能很適合；可是，對另一個人來說，閱讀之後卻沒有辦法消化。當然這和個人的能力、資賦有關，因此，有些人看了書之後，還要拜師學藝。

瑜伽術與仙道

在說明仙道修行之前，我們先來說明一些有關於瑜伽術的事情。在台灣，傳佈密教或禪宗的人，也大部分學習過仙道，由此可見，彼此間有某種相關之處。此外，研究拳法、中醫學、針灸醫學等，而想有成就，也必須修煉氣功法。不過瑜伽術和仙道，好像同行相忌似地，所以，同時修煉這兩種功夫的人，確實不多。

筆者要說明的瑜伽術，並不是專注重姿勢、美容的瑜伽術，因爲美容瑜伽術是不能與仙道相提並論的，而且這兩者之間也找不出共通之處，我要說明的是正統的瑜伽術。

《仙道冥想法》一書有如下的描述：「一提到瑜伽術，就會讓人想到一些類似於特技表演的體操，以及超越體能的苦行，可是，事實上，這些只是瑜伽術中的一小部分而已。」而這一小部分，我們稱爲哈達瑜伽（Hatha Yoga），其他還有很多瑜伽術，且各有其名；其中屬於勝王瑜伽（Raja Yoga）的昆達里尼瑜伽和薩瑪達瑜伽，和仙道較相似，所謂正統的瑜伽，就是指這兩種。

倘若要仔細詳述，恐怕須費不少的口舌，不過，只要記得，對那些類似於馬戲團般的特技表演形態的哈達瑜伽，不去管它就好。

正統的瑜伽術是：先感覺到有股「昆達里尼」（梵文的音譯，英文為Kundalini，原意捲曲的，意指人與生俱來的靈性能量）盤繞在軀幹的尾骶部，而用「普拉納亞馬」的呼吸力，吸收空中的「普拉納」此種能量，如此就能夠覺醒，然後經過背骨提升到腦部沙哈斯拉拉・查克拉（頂輪）的部位。查克拉，是人體掌控各組分能量完美融合所產生的一種能量，所有人都擁有查克拉。

不過，這一類的修行法還有兩種。開始時，把「昆達里尼」先提高到「沙哈斯拉拉・查克拉（頂輪，Sahasrara）」部位，然後在開發其他的查克拉時，降下「昆達里尼」，這是其中之一；另一種方法是：首先開發查克拉中一些低部位的「姆拉達拉・查克拉」（海底輪，Muladhara），然後，依序地開發上面部位各查克拉，最後到達「沙哈斯拉拉・查克拉」，如此來促進「昆達里尼」的自動覺醒。

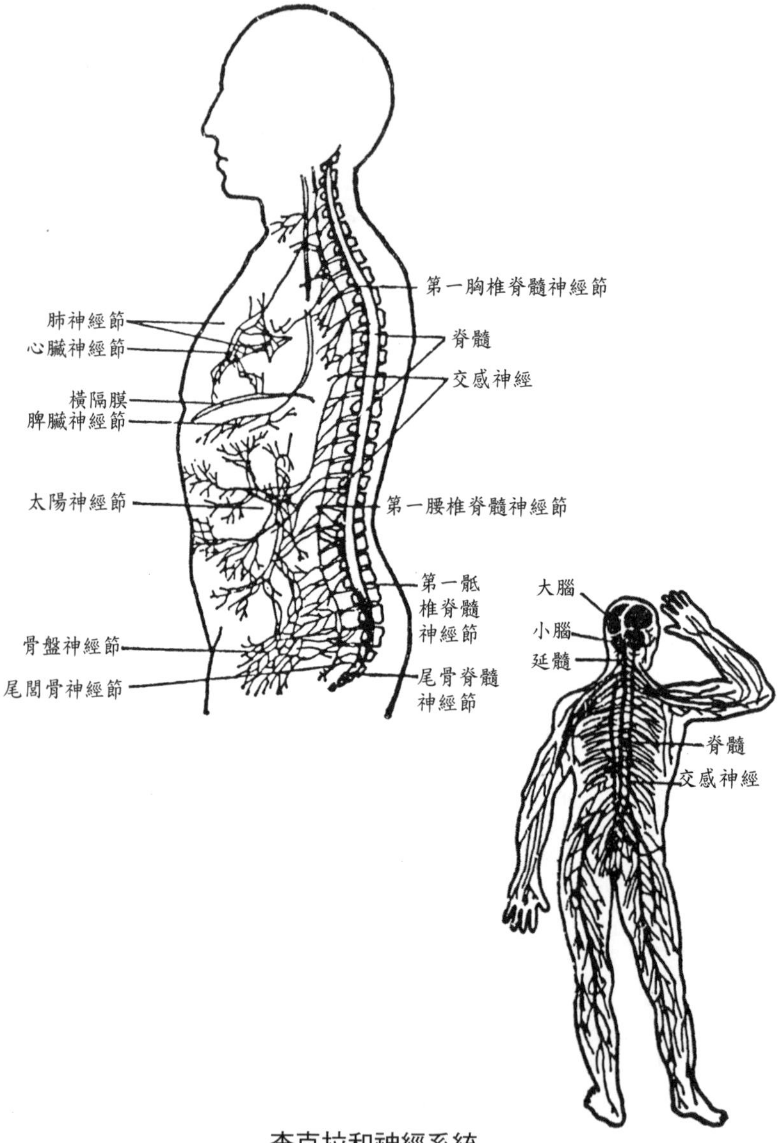
第一胸椎脊髓神經節
肺神經節
心臟神經節
脊髓
交感神經
橫隔膜
脾臟神經節
太陽神經節
第一腰椎脊髓神經節
第一骶椎脊髓神經節
骨盤神經節
尾閭骨神經節
尾骨脊髓神經節
大腦
小腦
延髓
脊髓
交感神經

查克拉和神經系統

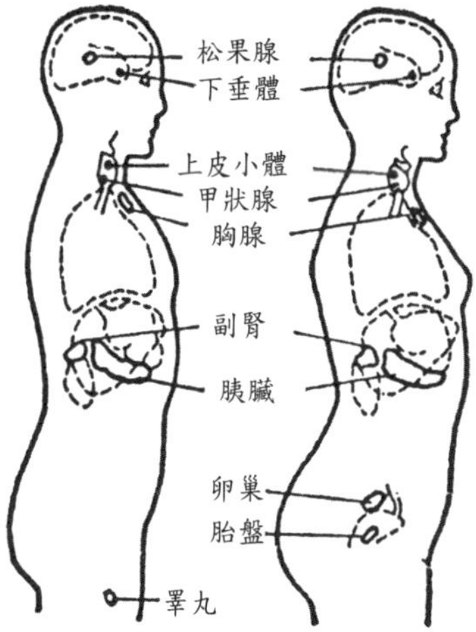

人體內分泌器官的位置

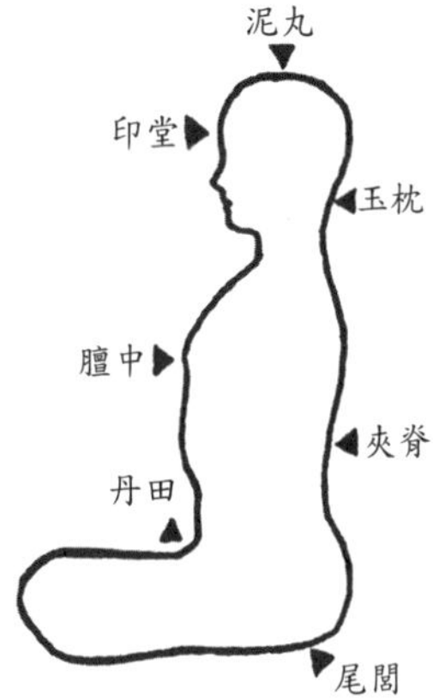

仙道中的竅

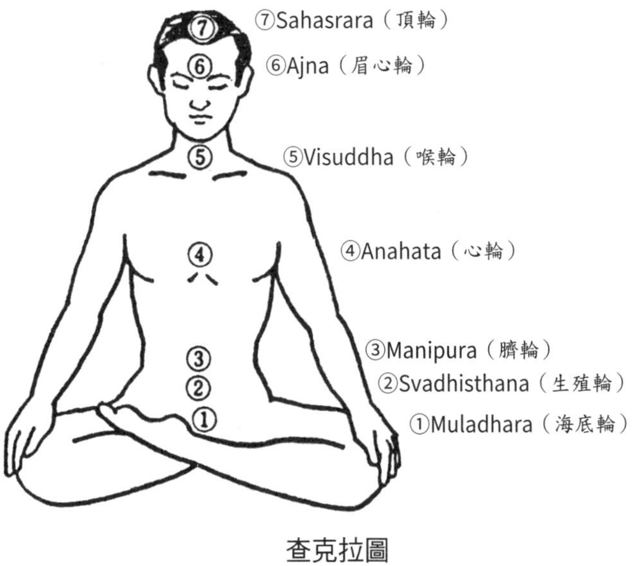

查克拉圖

看了這些瑜伽修行之後，雖然有些與仙道雷同，但也有些部分有所差異。我們先來看看「普拉納亞馬」呼吸法。

這種呼吸法，開始時，是從鼻子將「氣」吸進去，然後下意識地，將「普拉納」（**Prana**，宇宙生命能量）送至下腹部。因此，吸「氣」的同時，要使下腹部鼓起，並且暫停呼吸，然後再吸取「普拉納」，此時便會感覺到有意識，隨後在下腹部緩慢地凹下去的同時，將「氣」吐出。

要注意的是吐氣和吸氣的時候，只能使用單側的鼻孔。不過，有些書指出，實際上也可以用另一側鼻孔來吸氣、吐氣。總而言之，本著修行的信念去做就可以。關於呼吸的時間長短方面，則吸氣七，停止呼吸七，吐氣七，或默數七的倍數亦可。

這種呼吸法與仙道的「武息」很類似。運行武息時，也是在吸氣時，要讓下腹部鼓起，停止呼吸，然後下意識地吸取「氣」之後，緩慢地使下腹部凹下去的同時，將「氣」吐出。不過，在腦子裡不是默數七的倍數，而是以五的倍數來進行。

<table>
<tr><th>查克拉名稱</th><th>位置</th><th>對應的仙道之竅</th><th>對應的內分泌神經系</th></tr>
<tr><td>一、姆拉達拉（Muladhara）</td><td>①性器
②尾骶骨</td><td>會陰(?)
尾閭</td><td>性腺荷爾蒙
尾閭骨神經節
尾骨脊髓神經節</td></tr>
<tr><td>二、斯瓦吉斯塔那（Svadhisthana）</td><td>①肚臍下
②腎臟的地方</td><td>丹田
夾脊</td><td>太陽神經節
副腎</td></tr>
<tr><td>三、瑪尼普拉（Manipura）</td><td>①肚臍
②心窩和肚臍之間</td><td>丹田
黃庭（中脘）</td><td>太陽神經節
太陽神經節
脾臟神經節</td></tr>
<tr><td>四、阿那哈塔（Anahata）</td><td>胸部</td><td>膻中</td><td>胸腺</td></tr>
<tr><td>五、維斯達（Visuddha）</td><td>喉嚨</td><td>玉枕(?)</td><td>甲狀腺、副甲狀腺</td></tr>
<tr><td>六、阿吉那（Ajna）</td><td>眉間</td><td>印堂</td><td rowspan="2">腦下垂體
松果腺
} 視床下部</td></tr>
<tr><td>七、沙哈斯拉拉（Sahasrara）</td><td>頭頂下</td><td>泥丸</td></tr>
</table>

此外，關於「昆達里尼」的上升，在仙道方面，並無所謂像蛇盤繞般的東西存於尾骶骨。而是將蓄積於下腹部的「氣」，改變爲感覺上的「陽氣」，送至尾骶骨，然後沿著背部的督脈，將此氣送至頭部泥丸的部位。

往上升的時候，「昆達里尼」好像是股帶著「氣」的熱流，成線狀地沿著背骨的裡層向上升。此感覺可分兩種狀態，一種是沿背骨的表面皮膚上升，另一種是沿背骨的裡層向上升的感覺。

在瑜伽術方面，對於這種上升的狀態卻有不一致的說法。在仙道方面，上升至泥丸的「陽氣」再沿著軀幹前面正中線部位的任脈，回降至丹田。應切記的是，每天需要運行迴轉任、督二脈。

修煉在瑜伽術方面，卻要練習開發七個查克拉，使能發出光輪，可是，在仙道方面，並不修煉光輪，它所修煉的內容是：爲了讓「陽氣」通過幾個竅（穴道），或爲了加強的關係，仙道必須集中意識。有趣的是，仙道所說的竅部位，大致上與瑜伽術所開發的查克拉一致。

在瑜伽術上，分有七個查克拉，倘若從解剖學的觀點來看，則猶如前圖之分佈，讀者們可以參閱圖作比較。

不過最後的三個查克拉，有各種說法，因而到底那一說才是正確的，就很難下定論，也許可以因個別的差異而定之。

瑜伽的查克拉，各有其獨特的顏色光輪，可是，在仙道，不管意識集中於那一部位的竅，在小周天的階段中，只會看到白色的光輪，如更進一步地修煉時，也只能看到黃色的光輪而已。

不過，這種情況還須經過完成小周天之後，長期的集中意識（這種修行叫作溫養），才會有如此的感覺。

所以，在感覺光輪方面，瑜伽術和仙道是完全不同的。瑜伽術是運用想像力，有意識地以感覺來看光；仙道則不需要下意識地想看光輪，可以說是什麼都不想、什麼都不期待，只是有這種輕微的意識傾向而已。

瑜伽術看到光輪之後，再集中意識於某一部位的查克拉，這個光輪便會擴大，此刻再將自己的意識整個投入，而成爲一體化。到此光輪擴大的階段，仙道和瑜伽術有著同樣的一體化境界。

不過，仙道方面，光擴大以後，就以丹田爲中心；瑜伽術方面，則光輪開始快速廻轉又凝結，變爲一粒會發白光的小珠。這粒小珠和陽氣，有著同樣的物質感覺，在仙道方面，這粒小珠就稱爲「丹」，或稱爲「小藥」，倘若把這粒白色的小珠，如同在「小周天」的修行法中，從背部的督脈，運至任脈，使繞行身體一周，而且反覆地運行時，就會有金色光的玉出現，整個人隨即便會感覺到金色的玉在噴出紅色的光，透過軀幹中央的衝脈，從泥丸穿出，這種狀態稱爲「大周天」，意味著天和人的「氣」已經達到連繫。

從前面所作的種種比較說明來看，瑜伽術似乎和仙道截然不同，其實不然。紅色的光，可以將它當作是火焰。曾經有段關於「昆達里尼」上升的記載報告如下：「像赤焰般的火柱沿著背骨往上升，而穿過腦天，衝向天空。」當然這並不是手槍打中的結果，所以不會噴出血來。不過從此描述可知，其所受的衝擊力一定不小。

據說，修到此地步，就能和宇宙的意識一體化；也就是說自己的「氣」（先天就具有的氣）和天地間的「氣」已經一體化的狀態，大抵上和仙道的「大周天」差不多。

說起來也很奇妙，到了這個地步時，瑜伽術是很類似於仙道的。「昆達里尼」出現時，就像仙道中「小周天」的狀態，而後的情況又和「大周天」很相似。

其實，在仙道方面，「小周天」和「大周天」是有相當大的區別，這情形好比小學生和大學生在程度上有所差異一樣。可是，瑜伽術是不太注意這兩者間的差異。

不過，這兩者間還是有些差別的。根據現代的瑜伽術方面的書，開始時，有股熱的感覺沿著背骨表面向上升的，稱爲「小昆達里尼」；而沿著背骨裡層大量地往上升的感覺，則稱爲「大昆達里尼」。由此可知，二者的差異，也有些書認爲，出現「小昆達里尼」之後，先開發各個查克拉，然後再將「大昆達里尼」提升。

一般來說，瑜伽術方面的書，都會記載「昆達里尼」的問題，而「大昆達里尼」才是昆達里尼的中心主題。

筆者曾看過一本瑜伽術的書記載著，有一位有名的瑜伽術師父，他在練習瑜伽術的第十六年的某一天，才忽然對昆達里尼有了眞正的瞭解，由此可見，想要修煉到某種高超的境界，還須經過相當長的歲月。

仙道中的「大周天」就是一例，縱使不用十六年，最少也需好幾年，所以，有些人修行二三年之後，便誇口說道，他已經能將昆達里尼往上提升了，這般說詞實在難以令人信服，大概是這類型的人總喜歡對自己的成就誇大其詞吧！在我認爲往上提升的不是大昆達里尼，而是小昆達里尼——小周天。

總括上列說明，要點如下：在目的上，仙道和瑜伽術很相似，可是，在體系基礎上，是不相同的，因此所運用的方法也不一樣。

仙道方面，運氣的路線有十二個正經，以及八個奇經，和一些附屬的脈絡等。不論是在軀體的表面或是內部，都布滿著羅網般的組織在各條路線上，以穴作爲「氣」的反應點。經絡的功效可以從針灸學、推拿術、拳法等，得到證明，最近也有些人以電氣來作解說。

瑜伽方面，對於感覺非常富有觀念性，譬如將查克拉假想爲某種動物，或者以想像力來形成「氣」，好像是在玩弄魔術一樣，對於經絡的作用卻不大重視，對於普拉納（宇宙生命能量）的通路描述未及中國的經絡學那麼詳細。因此，瑜伽術無法活用穴道，也不能將「氣」化爲一種物質性的感覺，只是用「生命能量充滿於體內」這句話，來表現「氣」的熱、壓力感，或帶電感等特性而已。

仔細研究這些差異之後，可以發現中國人較重視物質性；而印度人較重視精神世界的志向性。無論什麼事，中國人總是需要有物質的感覺才會滿足，因此，同樣是修行，中國人會考慮物理性的經絡學和陽氣等細節，而對查克拉此抽象性的東西不加以研究。

印度人常被稱爲是喜愛在精神世界裡遊蕩的「冥想民族」，好像什麼事都與宗教扯上關係，由此可見印度人的習性於一斑。

瑜伽術方面，雖然有些修行法相當於運「氣」，可是，印度人並不因此而創出經絡學來，理由是印度人總是從精神方面來解釋「氣」。倒是中國人將「氣」視爲物質的一種來看待，這是兩者間明顯對立之處。

總而言之，在物質感覺體驗方面的訓練，仙道較具特色，而精神開發型方面的訓練，還是瑜伽術較占鰲頭。不過，無論是仙道或瑜伽術，在精神性、物質性開發方面都有很好的論述，前述的比較，只是兩者間大致上的差異罷了。

因此，現代人們最好是在兩者之間擇善而習，譬如：運「氣」或行「氣」最好修行仙道，而欲集中意識或冥想的人，就修行瑜伽，如此一來，你的功夫一定能夠進步神速。

當然，也可以練習其他密教、拳法，或超能力等術法的功夫，同樣地也能達到一種自由自在的覺醒境界修行的人，其最終目的就是要達到某方面的覺醒，不管是運「氣」也好，超物質感覺也好，總而言之，目的只有一種。

因此，不可拘泥於只修行一種術法，要言之，仙道、瑜伽術、密教都只是爲了要達到一種深奧、超俗的修行最高境界的一種手段或途徑而已。

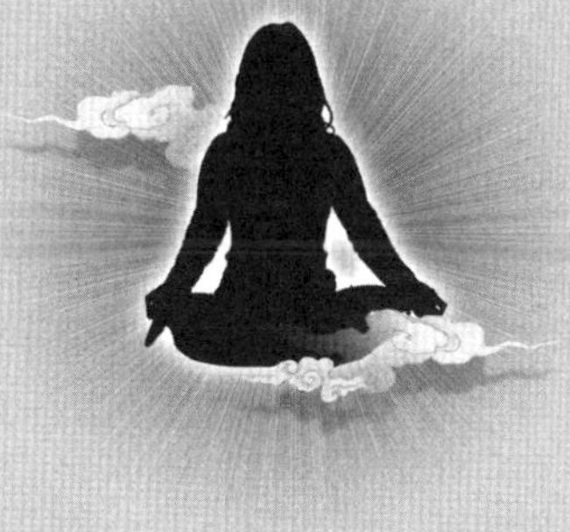

第二章

誰都能運轉「氣」

你也會感覺到「氣」

所謂「氣」並不是百分之百地屬於精神性的，而是一種物質性的力量，現在筆者運「氣」時往往會感覺到體內有股像從壓縮機噴出來，頗具壓力的風，或好像觸電時那般感覺。卽使是從未練過仙道的人，只要使用某些方法，也能夠很容易地感覺到「氣」，所以「氣」不是經由電，也不是靠壓縮機產生的，只要身體力行，實際去做就會感覺到。

不過，「氣」是什麼？倘若不說明白，縱使練習者已感覺到了，也不曉得這就是「氣」。當然，並不是只有修煉仙道的人才會感覺到氣，倘若對於瑜伽術或密教能正確修行的人，也可以感覺得到；其他如超能力者、手掌治療法的修行者、一部分中國拳法家、針灸家等也都懂得。修行術法而未到達自覺階段，那就與從未修過術法的人沒有兩樣。

若想感覺有無運出「氣」，可請一位熟識的朋友幫忙較不唐突，方法是請他從手中發出「生命能量」，這種生命能量，有人稱爲「靈波」，又有人稱爲

「神力」，名稱很多，其中或許眞的具有「靈力」，但也不乏僅是普通的氣。然後再請一位病人站在對面，當他抬起手時，你的手突地感覺寒冷，或活力減少，這是因爲你本身的「氣」被氣不足的病人吸收去的關係。

能夠有這種體驗的人，就是感覺到「氣」的人，按照仙道的說法，他就是對「氣」有感化的人；而所感覺的氣，就稱爲「陽氣」。

仙道修行法中，有一以呼吸法稱爲「武息」，利用這種呼吸法能夠將沒有感覺的「氣」，改換爲「陽氣」，這是一種意識使「氣」在體內循環運轉的訓練。關於這種訓練，將在以後各章中逐一討論，在此繼續說明關於未練過仙道的人，如何來感覺「氣」的方法。

倘若對方是高手時，那麼先跟他寒暄一番，說明你的用意，然後請對方先運氣出手之後，也伸出你的手，使你的手掌和高手的手掌保持十公分的距離。這個時候，假使因爲對方是高手而戰戰兢兢，就無法感覺到「氣」。因此，倒不如保持著一種探究的心理，放鬆心情，集中意識於手掌，如此，在和高手對立時，也許會感覺到手掌有某種特殊的感覺。尤其，如果你有神經過敏的情況，那麼這種感覺會更強烈。

普通的人遇到這種狀況時，會有一種跟平常不一樣的或是舒暢，或者是熱的感覺。也許會有人說：「我什麼感覺都沒有。」然後又自言自語地說：「我是個沒有感覺的人。」不過，不要灰心，下面我將再說明更進一步、更具體的方法！

針灸的「得氣」和仙道的「氣」

在此所要介紹的能運出氣的人，是針灸師。我的意思並不是這些針灸師不用針灸，而改用手掌來治療疾病，我所指的是能夠運用針灸術，而又能運出「氣」的人。這麼一說，也許有人會認爲針灸師所用的針，是否帶著魔力？非也。按照正常的治療法運用普通的針，施行針灸術時，雖然病人體質上有強弱差異，但都能感受到某種特殊的感覺，同樣地針灸師在施行治療時，也會有某種特殊的感覺。

這種感覺稱爲「得氣」，醫師方面就稱爲得到「氣」。這是種似乎慵懶的、麻痺的、腫脹的感覺，也可以說是觸電時的感覺，又有人說有著一股壓力感。這些感覺就好比修煉仙道中「陽氣」流動時，對氣的感覺。當然，未曾修煉仙道的人，在這個時候雖然感覺不會很強烈，但一定會有些絲微的感覺。

病人有了「得氣」的感覺時，針灸師經由手中的針，會有種被拉引的緊張感覺，這是種手裡所受的反應。據說得氣愈強，針灸術施行的效果愈好。病情嚴重或神經過敏的人，所受到的感覺更強烈，所以，由得氣可以察覺到個人氣的強弱。

對針灸師所發出的「得氣」有強烈反應者，就是神經敏感的人，所以每當針灸師揮動手掌時，他就會感覺到一股很強的「氣」。倘若，能夠比較兩、三個人，你就會感覺得出誰的「氣」強、誰的「氣」弱。

得氣弱小的人，可稱爲是氣的感受性遲鈍的人，這類的人，對氣的感覺都是微弱的，可是，仍然比較得出各個人「得氣」的強弱差別。

對於會運氣的人所發出的「氣」一點都無反應，甚至於對高手的手掌所發出的「氣」都無感覺的人，便是一個神經遲鈍的人，要不然就是自己的體內也有著相當的或充實的「氣」，因而能夠把對方所發出的「氣」反擊去，而不會有所感覺。

「氣」強的人，筆者曾看過不少，這種人體力非常充沛，好像時時從體內發散出某種東西似的。用收音機來比喻，則能感覺到「氣」的，就好比受信機的收受功能，處於一種被動性的地位，可是，發出「氣」就好比發報機的發射功能，所以發報機馬達強時，所發出的電波強，對方所送來的微弱電波就會被彈回去。

「氣」旺盛的人，往往不會顧及到對方的立場，做任何事總是帶著一股精力充沛的活勁，不過，倘若這種人也來修煉運「氣」，那麼，對於對方所發出的「氣」的感受性會增強，變得也能關懷對方的立場，實在很有趣。

「氣」弱的人，相反地處處都受到對方動作、立場的影響。因爲氣弱處於被動的劣勢，容易吸收對方的「氣」，因此，精神上、肉體上常會有緊張感，容易生病的人，即是一例。

經由以上的說明，讀者大致可以了解「氣」和個人的意識有密切關係。而針灸術是屬於醫學性的，所以能夠讓病人有物理性的感受。當「氣」的物理性和意識有了連繫時，就已到達仙道的境界了。

總之，對「氣」感受性差的人，倘若接受針灸術，即使是沒生病，也會有所感覺。若只想體驗「得氣」的感覺，亦可接受針灸術。何況針灸術對身體也有好處。

吸取「氣」的實用經驗

從能夠運出「氣」的高手手中，或針灸師處感覺到「氣」之後，便可以開始親自體驗氣的運行。

也許有人說：「我怎麼能夠發出氣呢？」

讓我來告訴你，這種訓練確實能夠讓你運出「氣」來。修煉仙道的人非常重視運出氣，甚至於將修行中的「武息」暫擱一旁，由此可見，能不能運出

「氣」，是仙道修行中相當重要的課題。

對「氣」有所感受的人，可從一些房中術的書中，學習到如何「得氣」。

這類書中皆有說明如何從充滿活力的女性體內，透過彼此黏膜的接觸，吸取「陽氣」。不過，精力旺盛或很有元氣的人，最好是避免，因爲「陽氣」吸收太多，反而是「陽氣過盛」，頭腦會受到損傷。

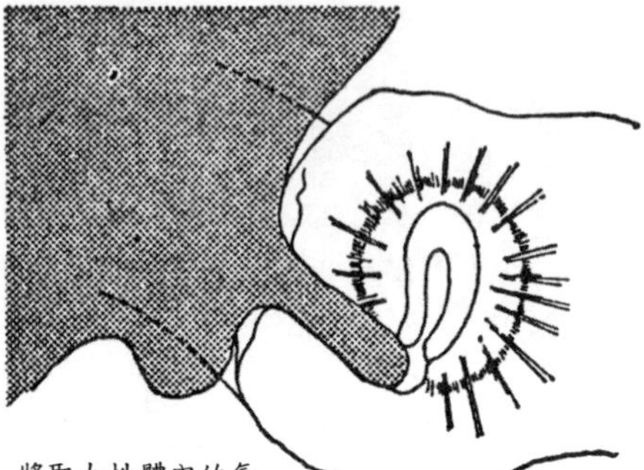

將取女性體內的氣

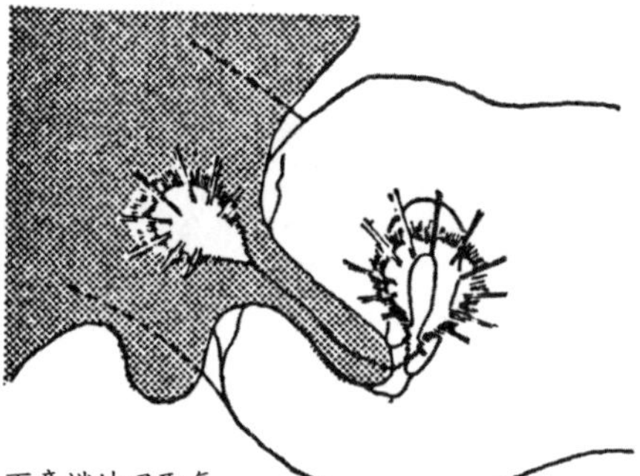

下意識地吸取氣

房中術的取氣方法

學不會取「氣」訓練的人，也不用著急，可以先練習利用「武息」運轉體內的「陽氣」。生病而體力衰弱或對「氣」感覺敏銳的人，一般來說，體質都較虛弱，不過，對「氣」的感受性很強；相反地，健康的人感受性反而不好，不過，因爲本身「氣」充足的關係，倘若練習「武息」，很快地便能產生「陽氣」。

取「氣」的練習，無論氣充沛或氣微弱的人，都不需要花費很長的時間。不過，做了取「氣」訓練之後，對「氣」仍然沒有感覺的人，也不必氣餒，大可不必再作本章的練習，而直接從下一章的訓練做起就可以。

進行取「氣」的訓練時，首先，心情必須保持冷靜，否則便容易產生錯覺，尤其是暗示性強的人更要注意。訓練一開始即抱著懷疑的態度是不正確的，最好是不要有太過自信、懷疑的心理，一切順其自然。

對於「氣」沒有任何感覺時，不用太自責；對於「氣」有一次感應時，也不要太自負。要學習科學家虛心的態度，一次又一次地反覆練習，必須每次都有同樣地感覺，才是眞正的成功，偶而一、兩次有所感應，並不意味成功。

「氣」的強弱，與當時身體、意識狀態，以及季節溫度等，有密切的關係，常隨其狀況的差異而有所不同，訓練失敗時，應該考慮到是否和這些因素有關。

手、腳是「氣」的出所

人體全身各處對「氣」都會有反應，只是有幾個部位感應力要強一些，譬如手掌和腳底，其中以手掌的感應度最強，任何人都能夠感覺到手掌所發出的「氣」。因此，在古時候醫師們卽已知道利用手掌來做疾病的治療。

從電氣方面來說，在《新四次元世界之謎》一書中的「穴道的實體測驗」內，曾說得非常詳細，根據這本書的說法，手掌和腳底的電阻比身體其他部位的皮膚小，這一點與穴道一樣。

拙著《仙人入門》中的「追求謎一樣的力——氣」一章會談論到經絡學和針灸醫學，認爲經絡是皮膚中電阻少的部分，亦卽電容易通過的場所，而電便是沿著經絡的路線流動，對於外界並不產生任何作用。這種電力非常的薄弱，好比電晶體中，所流動的那種微弱的電力，根本不能與幾百伏特的電壓相比。

「穴道」的功能，則是將通過經絡的異常電流，或外界來的離子變動的情形等，凡是對身體有所影響的都當作是一種反應，而向腦部報告。

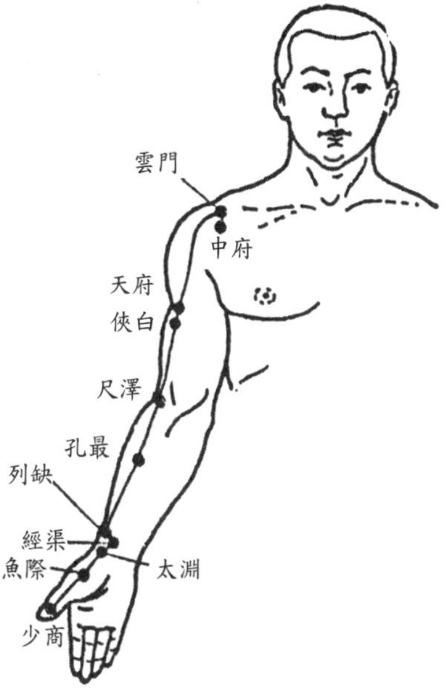

手的經絡穴道

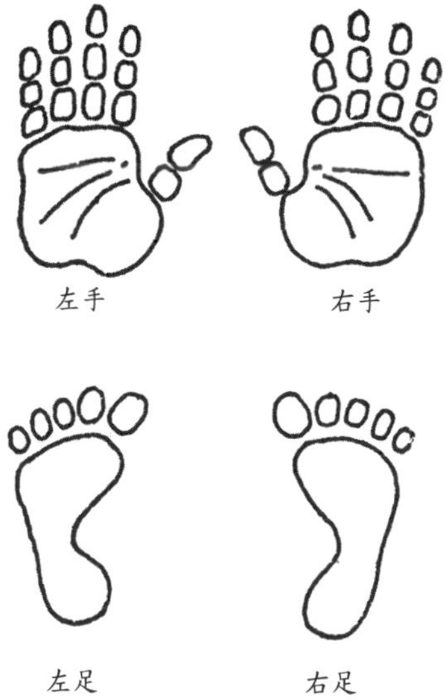

手掌和腳底是與身體各部位有關的「電極」

電阻小的手和足

說到這，各位大概已了解手掌、腳底和穴道一樣，除能將體內的電氣向外界發散外，也能夠接受外界來的離子。若將電氣或離子比作「氣」，便可了解到它的流動情形。不過，並不因此就認爲是「電氣」便是「氣」！電氣是門專業性的科學知識，現代的人對電的流路非常熟悉，不過，對於電的實際感受方面，卻很少人明白。

到底是什麼東西在流動呢？當然，流動的不是電流上的能量，而是另一種更根本性的能量。物理學上的「能量不滅」定律指出，宇宙中的能量是一定的，而且總量也不會改變，雖然有電能、熱能，或運動能之分，而且所表現出來的型態也完全不同，可是，根本上都同屬於「能量」。

譬如：電能轉換爲熱能後，產生運動的能量，此刻電能雖然被消耗掉，不過，並不表示從這個世界消逝，只是轉換爲運動能量罷了。

小至一顆小粒子大至一個大宇宙中所有的現象，都是這些能量的活動作用。這種狀況，古人稱爲「氣」，將它當生命力來看待。

因此，在人體內循環的「氣」，亦可視爲是能量的一種，有時候可以產生熱量，有時候轉變爲運動力，或者轉變爲電流，可以以完全不一樣的形式出現。

以上是大概的理論，現在說明實際的技巧。

首先，兩手掌相對，作好像是佛教中「合掌」的姿勢；因爲這種姿勢卽使是誦經時，也不會使「氣」外散，兩手掌保持三公分的距離；如下頁圖所示，手指頭不可後仰，稍微向內側彎曲，好像是兩手掌抱著某種東西一般的形狀，要注意的是，兩手的手指不可碰在一起。

然後眼睛注視兩手，集中意識於兩手掌。過一會兒在兩手掌之間會產生某種

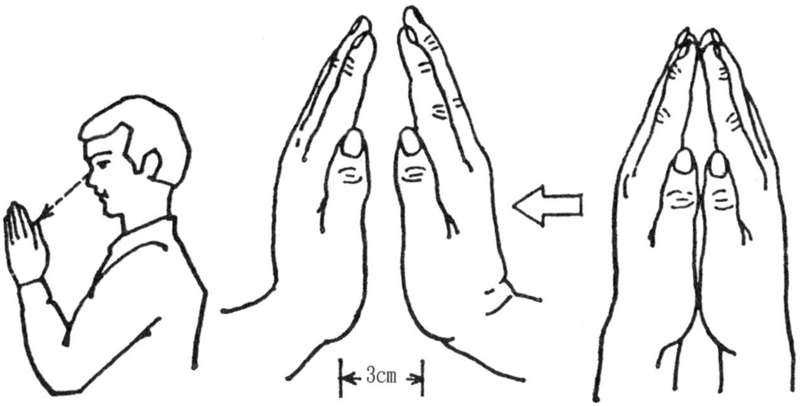

兩眼直視兩手掌　　兩手掌距離約3公分　　兩手掌合起來

感受，假使此種感受和以前從高手手掌中發出來的「氣」一樣，則你所感覺的便是「氣」。

即使是感受不一樣，可是，連續好幾次作「合掌」動作所得到的感覺都一樣時，那麼就不用擔心自己動作不正確。從針灸師那兒得到「得氣」的人，往往對一般「氣」的感覺不一樣，原因是針灸是運用針，針的作用在使穴道小點有所反應，因此感覺比較強烈。

在做「合掌」訓練時，會產生觸電的感覺，或輕度的壓力感，或風吹動的感覺，如果像是在磁場般感覺的人是最好的現象，因爲這些感覺在日常生活中很難體驗得到。因此可以和其他的感覺，劃分得很清楚。

最擔憂的是，只能感覺到熱感的人。不過，

未修煉過瑜伽術和仙道的人，所產生的熱不會像熨斗那麼熱，只是有著暖暖的感覺，因此，到底有無發出「氣」也很難確定，況且有些人的手掌本來就比較溫暖。

那麼，這些人到底有沒有發出「氣」呢？又發出多少的「氣」呢？我們可以和平常的溫度比較卽可明白，假使集中意識後所產生的熱感比平常所感覺的，還多出很多，我們就能確定已產生了很多的「氣」。

至於沒有熱感也沒有物理性感覺的人，請不要氣餒，應該再做以下的訓練。當然對「氣」已有感覺的人也可以施行，並且更能使其感覺達到更強烈的境界。

訓練方法如下：

兩手掌維持三公分的對立姿勢，然後只將一隻手掌向上、下、左、右、斜等方向移動（參閱下頁圖），也可以同時將兩手掌作相反方向的移動，此時要注意的是，這些動作移動的範圍限於另一隻手掌的大小中，不可超越，否則就不能發生效用，因此，手掌移動的最高限度只能移至另一隻手掌的指尖部位。有些人必須移至手指尖端時，才能有所感覺。

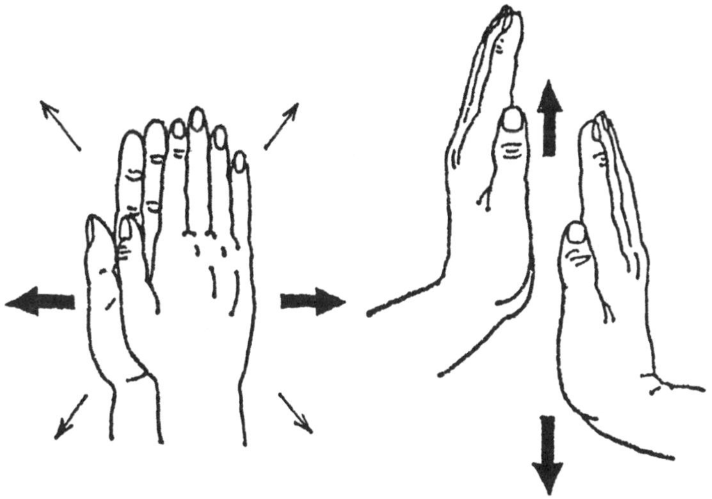

做這種訓練時，發生「氣」感覺的地方，不只限於手掌中，有時也可能發生在意想不到的地方，例如：手掌的邊緣，或是手指頭。換句話說，發生感覺的部位，人人不同，容易感覺到「氣」的場所因人而異。而這時所感覺到的「氣」，與平常靜止時的感受是不一樣的。

再下一個階段的訓練法如下：

手指頭更彎向內側，好像抱著飯糰一般，手掌保持六～八公分的距離，換句話說，好像是用手包著某種東西似地，如五四頁圖所示，然後，兩手掌各向逆時針方向旋轉至正交叉的位置（對本來的位置來說，兩手掌恰成九十度的交叉位置）。

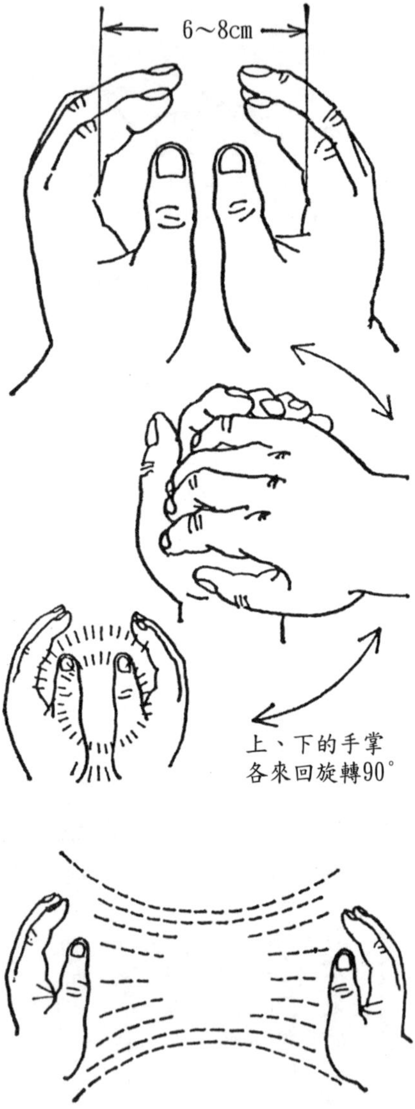

反覆地做兩手掌旋轉的動作之後，便會感覺到有某種「氣」已產生。然後手掌恢復至原來的對立姿勢，再將兩手逐漸地拉開，一直到對「氣」的感覺消失時，再將手掌拉回至原來的對立位置。在這個動作中，你便能感覺到你掌中的氣體像汽球一般，一下子漲、一下子縮，而這個氣體便稱爲「氣」。

也許，有人認爲這種訓練沒有什麼用。不過，這種訓練確實是隱藏著神秘的力量。事實上，拳法家在練習「氣」時，即常常使用到這種訓練；手掌療法中對「氣」調整訓練中，也使用之，擅於使用符咒的人（超能力者），也是藉著這種方法來證明神祇（符咒）的效力，或用來解釋一切奇異現象的存在，由此可見用途甚廣。

但，並不是說對「氣」有感覺的人，便可以稱爲拳法的高手或超能力者。對「氣」有感覺之後，還要練習呼吸法來鍛鍊下腹部，集中意識專注精神使「氣」加強，否則精力便會衰弱，有關訓練法和運用法，將在本章的最後再作介紹。

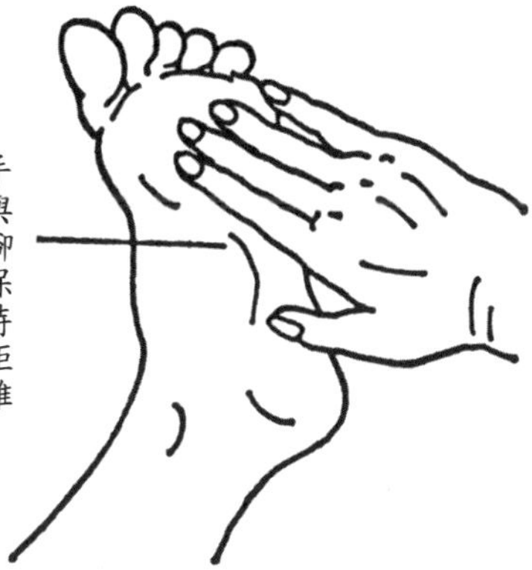

手掌與腳底的距離拉近

手已能感覺到「氣」之後，接下來作腳底的練習。腳底的感覺不像手掌那麼敏銳，甚至於有些人什麼感覺也沒有。

首先，將手掌放在左右任一的腳底上使手掌和腳底的距離拉長；一下子又將距離拉近，或者將手掌往上下左右等四個方向移動。這時要注意的是，要集中意識於腳底，假使有所感覺時，你已經成功了！

體內瞬間通過的「氣」

手掌和腳底能夠感覺到「氣」之後，接著作對經絡中流動的「氣」能夠感覺到的訓練。

以前曾介紹的能夠從針灸師那兒獲得「得氣」的人，就是對流動的「氣」有了感覺的例子。

訓練方法如下：

首先，眼睛只凝視一隻手掌（或是凝視手指尖端，反正是能夠感覺到氣的部位），然後集中意識於凝視的地方，如此便可以感覺到有種壓力感，或觸電的感覺，或者是熱的感覺。假使沒有任何感覺，則必須重新做雙手運氣的訓練，然後再做這項訓練，一直到能感覺到「氣」爲止。

感覺到「氣」之後，下意識地隨著眼睛的移動，將「氣」引導至手臂的地方，其行走的路線是沿著經絡，如圖所示卽是手的三陽、三陰路線圖，陽經是從手指的尖端沿伸到軀幹的流向；陰經是從軀體的部分流向指尖，兩者的流向

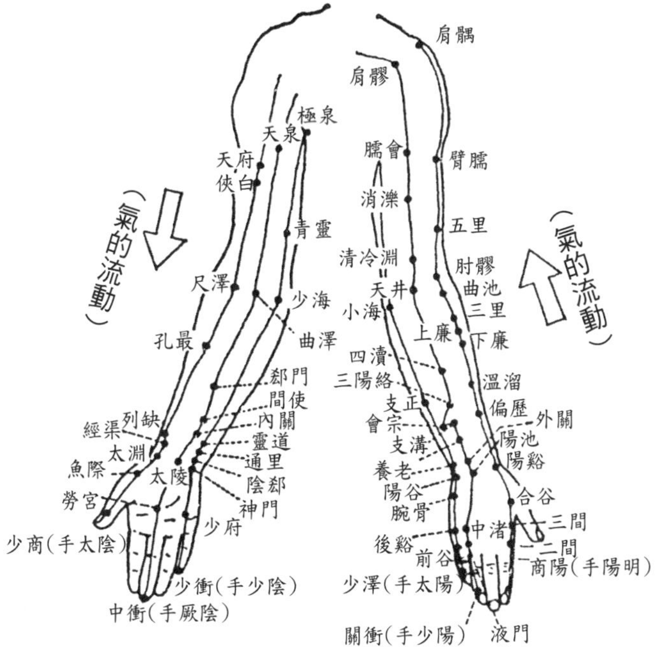

上肢部（甲）　　下肢部（乙）

恰好相反。

倘若這時還不能感覺到「氣」在流動的人，就要用另一隻手掌來按摩想讓「氣」流動的胳臂，如此即能感覺到「氣」在流動。

做這個訓練的人，大致上可分爲兩種類型：一種是簡單的集中意識便可以使「氣」流動的人；另一種是需要相當的集中意識才能夠使「氣」勉強流動的人。

不過，無論是那種類型，只要是能夠使「氣」流動，結果都是一樣的，這一點倒是不用擔心。

其實，在體內經絡流動的氣，在日常生活中偶而也可接觸得到，只是未意識到而已，譬如說：男女性交達到高潮時（男性是達到射精的時候，女性則是達到快感的頂峰時），在背部或身體中可以感覺到，好像有股氣流快速地在體內通過一樣，這種感覺有的人認爲或者像觸電一般，或者有熱的感覺。

此外，身手巧妙的按摩師爲我們按摩身體時，往往在某些僵硬的部位或疼痛的部位得到鬆弛之後，也會感覺到有種舒適的感覺迅速地通過體內。當身體情況良好、精力充沛時，舒展一下筋骨，也會感覺到有股氣流從體內流向手腳的末端。

最明顯的例子：當身體受到外來的強烈撞擊時，譬如身體受到毆打，除了疼痛的感覺之外，還會感覺到有種壓力感，或某種特殊的感覺在體內流動著。

而且，這些流動性的「氣」都是瞬間性的，平常若是不留意，是感覺不出來的，因而也不會有深刻的感受。

意識的客觀化

手掌或腳底會發生「氣」，而且能夠向身體中央流動之後，接下來便要做能夠使「氣」自由自在地在體內流動的訓練。

此時最重要的是意識的持續力。倘若持續力弱，爲了使運「氣」的距離拉長，「氣」很容易在半途中便雲消霧散般地消逝，在這階段中倘若沒有辦法運「氣」的人，便要從呼吸法等正式的訓練做起。

如果「氣」能夠隨著意識運轉提升，那麼便做如下的訓練。

除了熱感以外亦能夠有他種感覺感受到「氣」的人，將意識集中於手掌、腳底之後，要先觀測看看是否有熱感產生，隨著意識的加強，而熱的感覺也會隨之而增強是最好的現象。

能夠感覺到「氣」，站在現代生理學的觀點來看，應作何解釋呢？站在科學或現代醫學立場的人，並不太重視「氣」的運行，也從不作生理學方面的解釋，可是，在中國古代氣功法裡卽已包含生理學方面，所以，氣功法便和針灸、中藥合在一起，成為醫學的一部分。因此，在中醫仍可以看到一些從生理學觀點來討論「氣」的說明。

中國氣功法的書中，有記載著「把氣當作感覺來感受」，這就是屬於生理學觀點的解說。對身體的某一部位集中意識，在日常生活裡也常常可以經驗得到，尤其是對於身體某一部位產生熱的感覺，或有力，或具體性的想像，容易感受的人，亦即心理學上所謂「暗示性」強烈的人，更容易接觸得到。

何謂「暗示性」的人呢？所謂暗示性便是：當某部位產生一種感覺時，便會馬上意識得到，並且除了感受性之外，信賴感也會隨之發生，久而久之，感覺能力變得更強烈的人。

在古代，便是利用這種方法作催眠術，現代人也常常在自律訓練中，利用暗示性作用來治療身心症和神經症，並且需要以相當主觀的感覺，針對個人的精神方面施行，這樣才能在肉體上得到相當的效果，而這種個人實際上的感覺，是無法具體性說明清楚的。

意識集中於某特定部位，如果長期性反覆施行，對於神經系統、血液循環系統、肌肉和皮膚等，便會產生一連串的特殊作用。

這種特殊作用，就譬如每天只就身體的某部位做運動或鍛鍊，則這個部位的機能和肌肉便會比其他部位來得健壯一般。所以，只要不間斷地練習，在肉體的機能訓練和意識集中訓練二方面上，都會有成果出現的。

長久訓練之後所產生的感覺，對於肉體的某些特定部分，就會有明顯的反應，不但本人可以感覺得出，甚至第三者或測定儀器也可以感覺得到。

以現代的氣功法來說，此種訓練法是將主觀意識下所產生「氣」的流動，轉變爲客觀性「熱」的流動，其關鍵在於神經系統。並且將熱的感覺當作「陽氣」來看待。爲什麼要這麼說呢？理由有三：

第一，熱感是所有對「氣」的感覺中，最容易產生又最正確地能夠感覺得出的一種。

第二，「氣」的強化或弱化，能夠以溫度的差異區分出來。熱的高、低，需要具體性的感覺，才能區分得出，而「氣」的強化或弱化，則要靠人的意識，亦即要靠大腦的命令來運行。

第三，熱的感覺能夠促進各器官的活動和新陳代謝。

由於上述理由，才有利用「陽氣」（熱能）的訓練產生。古代的人並不懂現代生理學，當時只想著如何產生不可思議的力量而已，不過，他們從經驗裡早就得知，熱能的訓練對於身體有不少的幫助。

這種情形好比中醫學和針灸學，雖然在理論上與現代醫學的論調不一致，可是，對於疾病的治療功效是一樣的。

科學性的手掌療法和練習

能夠向身體中央運「氣」的人，可以先練習後面的「呼吸練習法」以及「仙人的體系訓練——小周天」二章。

在「小周天」的修行法中，運氣的方法是將重點置於穴道的部分，集中意識；呼吸法的作用在加強陽氣。不過，仙道並不以呼吸法爲最終的練習課程，在仙道中最主要的卽是要使「氣」能夠在體內循環，暢通無阻。

女性在修煉仙道時，要達到憑自己的意識卽可以發生陽氣的程度。從體質方面來說，「武息」會使下腹部產生過剩的熱量，女性在每次月經來臨時修煉仙道，便會感到不適，關於這一方面，在第六章「仙女學入門」一節討論。在此，首先說明的是如何使手掌發出的氣，運用於日常生活之中。

前面已介紹過，超能力者常常利用仙道的練習方法，作爲他們的修行法。如果你想成爲超能力者，但是在你「氣」還太弱時，就去做那些不熟練的超能力者的法術時，反而會使自己的修行受到阻礙，若是眞的對成爲超能力者有興趣，就要先鍛鍊好自己的下腹部。

古代的日本人慣行的武道，便很注重下腹部的鍛鍊。因爲下腹部是丹田所在，而丹田是「氣」的發源地。若是不加以鍛鍊下腹部，體內的「氣」若爲他人奪取，因爲下腹部還太虛弱，氣沒有辦法補足，結果便會呈現虛脫的狀態。

被奪取的「氣」，眞正爲他人所吸收的只是小部分而已，大部分是消耗在施行超能力法術，因此，長久下來，若不加以留意，體內大部分的「氣」便會在無形中消耗殆盡。

總之，想成為超能力者，則必須下相當大的工夫去修煉，在此只對以人為對象和對自己健康有利的運氣方面作解說。

從手掌發出「氣」的方法中，最簡單的就是手掌療法，不過有很多人發生誤解，總認為會手掌療法的人是因為靠著神力的緣故。

其實，我們能夠生存在這個世界上，冥冥之中本來就有神在操縱著，虔誠的信仰並不是一件壞事，但若是將任何現象皆歸諸於不可知的神，神就變得沒有價值。若要強說一切現象都是神的力量，那麼，神應該是慈愛的，替人治病就不應收費，據我所知神皆喜愛淸靜而討厭金錢，但是我們可以常常看到一些巫父祝女藉著神力，到處詐取他人的錢財。

身為現代人，必須站在科學的觀點，來探討手掌療法。倘若你的手掌能發出「氣」，暫且別論神力，應該加以研究氣的能量問題。

中醫或針灸師在診斷病症時，首先要區別病人是實症或虛症。所謂虛症，即能量不夠，也可說是氣不足的狀態，實症，並不是能量充實的意思，而是能量過多而引起病症的狀態。

如果你的手掌感覺到已經發出「氣」，則將手掌擺在平臥的病人身體上方前後移動，有趣的是，手掌中的「氣」會向外放射，同時也可以感覺到掌中的熱氣被奪取。而當手掌移動到患部時，會感覺到比較冷，這是因為手掌的「氣」被病人吸去，當然這時要將意識集中於手掌。在病人方面，卻是覺得比較清爽。上面所說是指虛症病人而言，實症病人的反應恰好相反，當手掌在病人身體上方移動，病人的感覺是疼痛。尤其是熱症的病人更形嚴重。

有些時候，身體整個來講是實症，只有患部呈現虛症，因此必需以手掌實際測驗一下才曉得。

手掌療法可以某程度的治好疾病。是試一次就可以治好呢？還是需要很多次呢？這與施行治療的醫師「氣」的強弱有關，「氣」強，所費的時間較短，反之則否。「氣」虛弱的人施行手掌療法，自己的體力反而會受到損害，因此也會患上病症。

倘若「氣」虛弱的人想要施行手掌療法，要怎麼做呢？很簡單，可以一方面補充自己的「氣」，一方面替人做手掌療法。也就是說要找到取「氣」的

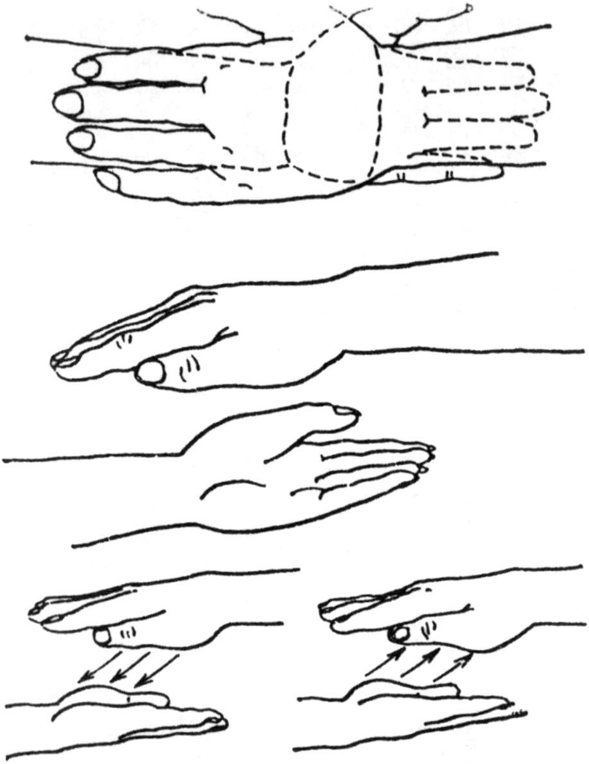

把「氣」推出去　　把「氣」拉進來

以精力充沛的年輕男女作為取「氣」的對象

對象。依筆者的經驗，最簡便的方法就是找一些精力充沛的青年男女（最好是常會流鼻血那一類的人），做法如下：

首先請對方伸出手，手掌朝上，然後自己也伸出手，手掌朝下，擺在對方手掌的上方，距離三公分，使手掌呈相疊的狀態。

此時，你先運出「氣」，然後下意識地拉引對方的「氣」，你就可以感覺到「氣」在流動，雙方的手掌會有熱的感覺，假使覺得你的手變得溫暖，而對方卻感覺冷時，這就證明你已經取「氣」成功。

你可隨時隨地的尋找取「氣」的對象，譬如：在家中，就找一些精力充沛的小孩，讓他們先吃一點東西，等他吃飽精力更充足之後，可以向他取「氣」。注意的是，不要找一些氣力不足的人作爲攝「氣」的對象。有太太的人，則可以使用手掌取「氣」的方法，或是利用房中術來攝取太太的「氣」，這種行爲換個角度來看，是種沒有證據的犯罪行爲。

對於實症的病人，可以利用手掌取「氣」的方法代替手掌療法，以免病人叫痛，而且還可以將病人過剩的「氣」吸取過來（若是病人不再喊痛時，就表示做法成功），這時施行者的感覺是不是很舒服呢？並不見得。

因爲這時所吸取的不是「正氣」而是「邪氣」，這個問題已牽涉到離子方面，我們在第五章「仙道修行環境的科學化」再作討論。此時要將所吸取過來對身體有壞影響的「氣」，下意識地向空中放射出去，千萬不要針對某一個人放射，否則那個人便會顯得精神不振或情緒不穩定。

攝取「氣」的對象，並不只限於人，其他如動物或植物都可以。對動物的攝取「氣」方法和對人攝取「氣」方法一樣，不過，因爲狗、猫的腳掌太小，不能從腳掌攝取「氣」，想針對獅子或河馬作手掌取「氣」，又恐怕手會被咬斷，所以，對於動物最好採取從身體取「氣」的方法。

從身體取「氣」的方法也可以應用在人身上，若是男性，將身體緊貼年輕女性的肌膚卽可，體內血液循環會迅速流暢，陽氣也會加倍；若是女性，便要選擇自己所喜愛的男性，這種方法便稱爲房中術。

身體互相擁抱著，從全身吸取「氣」的方法很簡單，可是要從下半身某特定部位，確實來取「氣」，卻不容易，這方面在秦浩人著作的《仙道房中術入門》有詳細的說明，要點是充分的吸進對方的熱之後，蓄存於體內，要分做很多次發射出去，不要一下子通通發散出來，至少也要有一次的暫停動作。

前面所述僅就對於「氣」的感覺和熱的感應作討論。可是，針對無生物和植物取「氣」，則不會一下子有熱或溫暖的感覺，手也沒辦法迅速的有溫暖的感覺。譬如：以植物爲攝「氣」的對象時，將手擺在樹木或花的上方時，並不會馬上有溫暖的感覺，通常來說，沒有熱感的人只有將手靠近具體性的散熱物時，才會感覺到熱。

從無生物或植物中所吸取到的「氣」，與從動物或人身上所攝取的「氣」，品質上有些不同，往往只能當作熱量來補充「氣」而已。

不過，對於施行手掌療法而「氣」被奪取的人來說，這種熱量還是有所幫助的（**陽光常被視為熱量的來源**），但要吃一些營養的東西或喝一些補酒，才能恢復到原有「氣」的狀態。

「氣」被奪取之後，首先受到影響的部位是手、腳的末端，若是置之不理，連背部也會受到影響。在我們的身體中，背部有督脈，在督脈的兩側有膀胱經分佈著，膀胱經是經絡之一，假使經絡受到不良影響時，人便會感到寒冷，內臟的機能也會減低。

因此，針對陽光取「氣」時，不但手掌要向著陽光，甚至於要裸著上半身，背部也要讓太陽曬著。而最好的攝取時間並不是夏天，而是陽光較微弱的秋末季節和冬季。

從陽光那兒不但可以攝取到熱量，還可攝取到各種「氣」，只要集中意識，甚至於可以收到比服藥還好的效果。身體虛弱的人在運行小周天的同時，也施行向陽光取「氣」時，身體會很快地強壯起來。

另一種取「氣」的方法是利用電熱器，當然這種方法的效果不比利用陽光取「氣」所得的效果好。方法如下：

將手掌放在電爐或紅外線發射器的上方，下意識地吸取這些器物所發出來的熱，然後再集中意識將這些熱送到身體各處，使全身都有溫暖感。也可以利用正在燃燒的木材或其他能發出熱的器物，作爲取「氣」的對象。

總而言之，不管是利用那一種取「氣」的方法，或是做那種修煉法，都必須集中意識，如此才能算是眞正的修行。

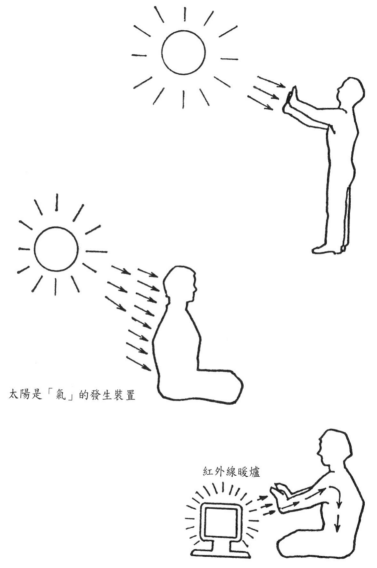

——表示氣

→表示下意識吸取「氣」的方向

從周圍的環境作取「氣」的訓練

能夠以熱以外的感覺取「氣」的人，和只能以熱的感覺取「氣」的人，不斷練習用手掌發出「氣」和取「氣」之後，逐漸地對於取「氣」和運出「氣」的感覺會變得敏銳，但會敏銳到什麼程度呢？幾乎可以到達與觸覺一樣的感覺程度，若是能夠練到這個程度，「氣」功已經相當強了。

「氣」功已經相當強的人，將手掌放在樹木或花的上方時，就可以感覺到植物所放射出來的「氣」，並且發現這「氣」還相當強呢？不但植物如此，即使是無生命的石頭、金屬以及山、河，也可以發出很強的「氣」。在一個能夠發出「氣」的物品中，也可以找到幾個不發出「氣」的部分，因此，向外物取「氣」，不但可以補充自己的「氣」，同時也可試驗出自己所攝取的對象，是否能夠發出具有生命能量的「氣」。

譬如，書法家所寫出來的字是含有多少「氣」呢？這要看寫字當時運用了多少「氣」而定，用的「氣」不同，寫出來的字便呈不一樣的表現。在報紙的廣告欄中，我曾看過一項消息，報導著某一個人將手掌放在一顆圖章上面時，卻發覺並沒有「氣」產生，而事實上這顆圖章對於開運是有很大效果的，這實在是很令人困惑。

一般來說，將手靠近一些很靈驗的神佛雕像時，也可以感覺到一股很強的「氣」，不過也有時候某間寺廟雖然很有名，卻發覺它們並不能發出什麼「氣」來，反倒是一些在荒山野外等偏僻地方的石像和佛雕，能發出很強的「氣」，不過因爲這方面沒有任何的科學依據，因而我也不便多談。有一點可以肯定的是，任何東西只要是不能發出「氣」，就不能對他物有任何的影響，關於這方面在《擴大『氣』的世界》一書中，筆者曾作過相當詳細的解釋。

經由手掌對於草木花樹能夠自由自在取「氣」的人，接下來便要練習是否能由身體全身來取「氣」。方法如下：

首先平靜的端坐或平靜的站立在距離樹木約三十公分到一公尺的地方，然後伸出手掌面向著樹木，若感覺到有「氣」連續不斷地從樹木放射出時，試著用全身來吸取「氣」，使全身都籠罩在「氣」之中。

工作疲憊時，不妨到樹木多的公園裡走一走，下意識的以全身來吸取「氣」，一面散步，一面吸取「氣」，如此不到半小時，全身便會覺得舒暢，效果比只是散步還要大，而且也能夠有效的解除疲勞。

上下班搭公車時，也可以利用機會吸取旁人身上的「氣」。男性就找個年輕、有活力的小姐爲對象，站在她旁邊，集中意識吸取對方的「氣」，要注意的是手不可觸摸到對方的身體，否則便會被認爲是一個好色之徒，務必瞭解清楚你的目的只是吸取「氣」而已。

此外，還要下意識的看清楚對方的臉孔，牢記在腦海裡，到達公司或回家之後再回想一下那位小姐的臉孔，因此，到達公司或回家之後，不要講話，先閉起眼，靜靜地回想五分鐘，因爲這樣可以使吸收過來的「氣」維持長久，且效果加倍。

每天通勤的人能利用機會向他人取「氣」，則體力不會耗損，也可以好好補充自己的「氣」。

這樣非超越冥想比超越冥想，對於我們的身體有較大的好處。我們所生存的從自然界的樹木吸取「氣」

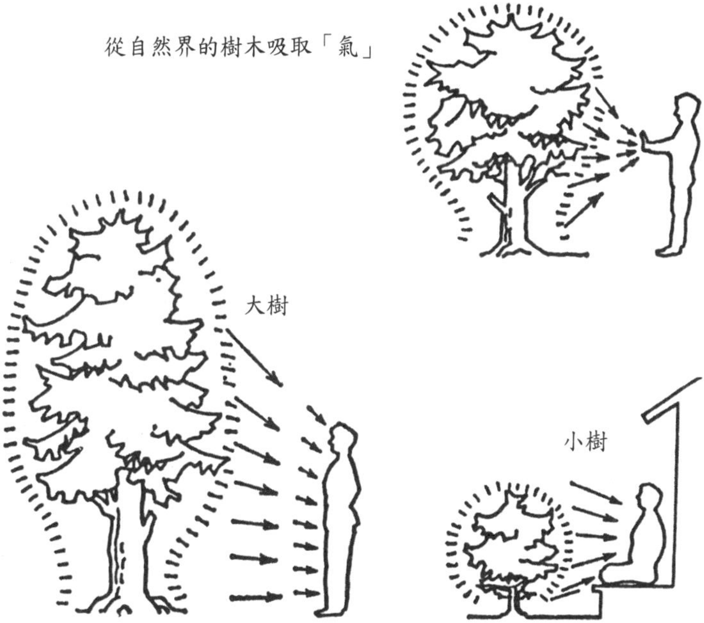

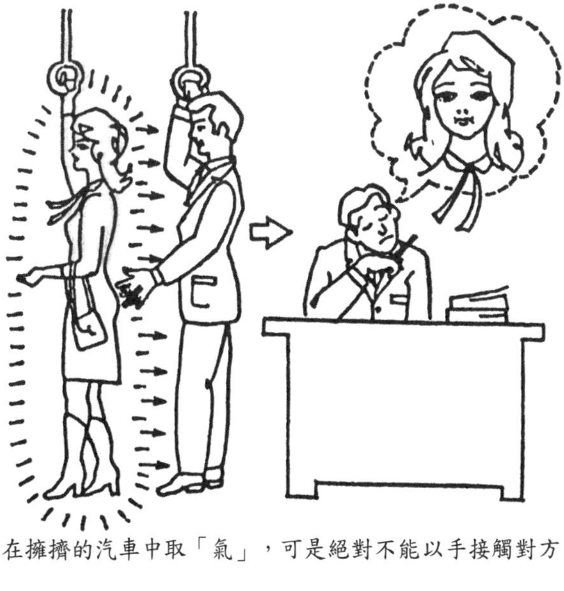

在擁擠的汽車中取「氣」，可是絕對不能以手接觸對方

社會是平凡的、傭俗的，修行者應該隨時隨地尋找取「氣」的對象，使自己能超越自己，自由自在地在這個人寰中生存。不但是在上下班的公車裡，只要是人多的地方，或是來往人群多的地方，都可以隨時作取「氣」的練習。

如果所吸取的是「邪氣」，便馬上放射給別人，雖然說用意不太好，可是這是修行上不得不採用的下下之策，況且並不會傷害到對方，也只能說是一種沒有證據的犯罪行爲。

其他如電插座也可以作爲取「氣」的對象，將手放在插座口附近，也可感覺到某種「氣」將這種「氣」吸進體內時，身體也會充滿著「氣」，而且這種電力非常豐富，可以儘量地取用，不虞耗盡沒有能源存在，也不用考慮到男性和女性的差別。

以上各節所介紹的以天地自然爲攝取氣的方法，若能修煉成功，這種境界已超過小周天，而到達成仙的地步了！

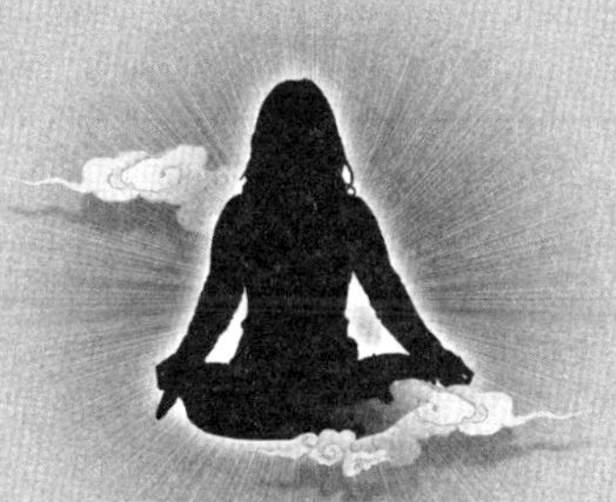

第三章

仙道的生理學

陽氣的發生過程

在仙道上，收集「氣」是修行的第一步，但做起來並不容易，前章所介紹的從手掌感覺「氣」和取「氣」的方法並不困難，可是想經由身體的部位做到自由自在取「氣」，卻沒那麼簡單。

筆者以前也曾教導過幾位人士修行仙道，大部分都很快地便能在手掌或腳底感覺到「氣」，但是由身體取「氣」的訓練做不好。其實，只要是神經敏感的人，專心一致學習，不出幾天也應該可以做得到。

這些人大致上都了解如何使「氣」流動，以及使「氣」流動於全身的做法，但是能夠使「氣」集中於身體某一部位的人並不多，譬如要他們下意識地將「氣」運到尾骶骨時，「氣」往往在途中便消逝了。

這是因爲「氣」太弱的緣故。修行仙道的目的是強化「氣」的流動，打開閉塞的竅，使人類本來所具有的潛能發揮出來，若是「氣」弱，當然不能夠通行無阻。強化「氣」的方法有二：一是利用呼吸法，另一是集中意識使陽氣發生。

前幾章所介紹的訓練，只針對能夠對「氣」有所感覺的人來說，至於對「氣」不會有感覺的人，訓練方法如下：

將性慾或精液所代表的精能量以呼吸法和集中意識二方法，將它們轉變爲陽氣。

無論是對「氣」有所感覺的人，或是一般的人，都能夠對陽氣有所反應。關於陽氣的發生問題，我在這兒作一項說明，精力愈強的人，所產生的陽氣也愈大，在醫學上來說，熱量大的人，精力便比較旺盛，中醫方面也很注重這種熱量，認爲熱量是愈多愈好，但是不可偏於某部位，否則便會產生疾病，這也就是正氣和邪氣的差異所在。

陽氣是一種熱能，而精也是，中醫將精、氣、神和正氣、邪氣分類爲陽氣、精氣、眞氣、元氣等，讓人覺得眼花撩亂。實際上修行的結果證明這些「氣」在本質上幾乎同屬一種，只是中醫方面爲了區別這些「氣」，而定下各種名稱而已。這些氣的共同特點是均爲人體能量的一種，因此本書便將能量當作是「氣」來說明。

陽氣和精都是能量的一種，不過它們的作用方向恰好相反。精是一股向著體外噴射的熱能，陽氣則是一股保存於體內，與體內原有的「氣」一起運行的熱能，是一種可以具體地感應到的熱能，即使是對「氣」沒有感覺的人也可以感覺到。

發生陽氣的方法和武息呼吸法一樣，先集中意識於下腹部的丹田，然後反覆地做吸入、停止、吐出三個動作，這樣便能產生陽氣。瑜伽術中的普拉納呼吸法與此種呼吸法完全相同，是將吸進來的氣送到下腹部以產生陽氣。

此種呼吸法的重點擺在下腹部，最好是無視於呼吸的存在，而只注意看看下腹部在鼓起時是否有衝力？集中意識時是否可以感覺到一股熱量？若是不太有感覺，應該先服用一些大蒜類的強精劑，不過這種訓練不能連續地做太久。這種訓練也像是一種運動，其中呼吸法最主要的目的是使下腹部的各個動作能夠持續久一點。

產生陽氣的訓練，與其說是想產生不可思議的力量，倒不如說是利用下腹部的運動，來產生熱能，爲防止這些熱能經由陰莖向外發洩，因此要下意識地使熱能集中於丹田，若是意識不集中，精力便呈虛弱，所以作陽氣的訓練時，除了要鍛鍊好下腹部的肌肉外，也需要有堅強的意志。

仙道的身體平衡學

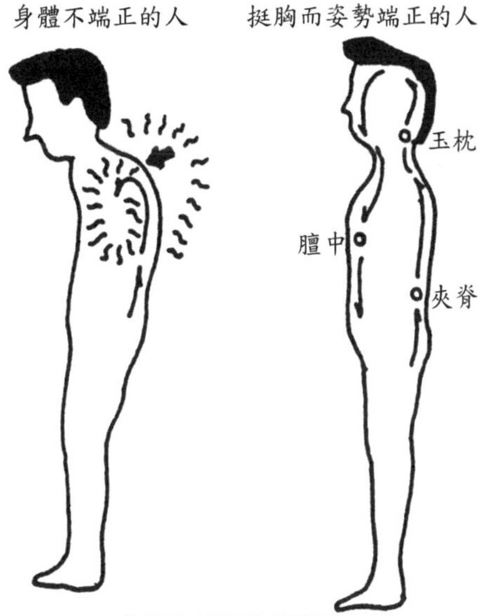

氣不流通的原因

在練習仙道時並不太重視姿勢，但也不能彎腰駝背，最重要的是不要妨礙到「氣」的循環。下腹部產生陽氣後，會流至尾骶骨，下腹部接著再用力，陽氣便會加強而上升流通全身，但是有些人無論怎樣做都不能使陽氣流通，那是因為「氣」被阻塞的關係，在仙道上，「氣」被阻塞的點便稱為「竅」。

陽氣不能通行的人，觀察其姿勢就可以知道原因，他們的姿勢不是彎著腰，便是駝著背，簡單的說他們的毛病在姿勢不端正。

身體彎曲時，肌肉受到異常的擠壓而扭曲。陽氣來到這個地方便被阻擋而不能流通。竅大多分佈在肌肉附近（在腰部有夾脊，背部到脖子之間有玉枕，胸部心窩上面有膻中等）。

修行仙道的人總是在陽氣能夠通行之後，才能夠選擇自己所喜愛的姿勢，自由自在地做修行訓練。若是陽氣不能流通，那就是表示身體的姿勢並不端正，陽氣不能讓它一直停留在一處，必須想辦法解決，這就好比一個病人必須在病因消除之後，才能恢復健康的身體一樣。

倘若陽氣不流通的原因在於內臟，則必須再鍛鍊自己的下腹部；倘若原因在於肌肉和骨骼，同樣的也要將它治好，陽氣才會流通。

陽氣不流通的人必須學習身體平衡學，而陽氣能夠運行無阻的人，也可以學習身體平衡學，這樣子陽氣便能更快速的流通全身。

肌肉和氣流

追蹤「氣」流動的路線時，便會發現到「氣」的流動和肌肉有非常密切的關係。病人的肌肉往往是有某些部位比較僵硬，而這種異常並不單是發生在竅的部分，甚至在竅附近的肌肉也是如此。理由是，以經絡學的觀點來說，在肌肉中除了分佈著幾條線狀的經和絡之外，還有一些網狀的經筋。

由此可知，肌肉若是有了不正常狀態，當然也會影響到經絡，而使經絡產生異常。

針灸術是以針的刺激作用來消除肌肉上的異常，仙道的修行者若是也能發出像針灸那麼強的「氣」，也能夠在瞬間治好肌肉的異常，不過想做到這種地步，還須有相當的修行。

在初步階段上，有二個方法可以消除肌肉上的異常。

其一是，以食物、中藥、呼吸法等，來治療內臟的疾病，進而消除肌肉的異常。不過，這種方法並不能完全消除肌肉的異常，只能使異常減低罷了，但已經能夠使陽氣流通了。

其二是，利用「導引」中的按摩法和整體法，消除肌肉不正常的狀態或鬆弛僵硬的狀態。

關於「導引」、食物和中藥方面，暫且不提，在這兒僅就呼吸法與整體法作解說。

陽氣的流動和肌肉的運動有很大關係，尤其在想把「氣」由這個場所移動到另一個場所時一定要集中意識，針對著想要移動的場所用力，然後「氣」才會逐漸的移動過去。當然有些人能夠瞬間性地讓陽氣流轉，不過對大部分的人來說，「氣」須隨著肌肉的運動而上升或下降。

初學仙道者利用肌肉的運動，便可以使陽氣上升。可是，若只牽動背部肌肉和腰部肌肉，則很難做到，尤其頭部是不隨易肌，想隨意的使頭部皮膚活動的動作更是困難。但只要修煉到能夠自由自在地運行陽氣，就能使頭部皮膚自由自在地移動。

倘若你希望陽氣能夠儘快的循環，那麼平常卽需要集中意識於肌肉部分，但是這並不像手和腳，想讓它動它便會動，肌肉的活動還須附近肌肉的牽動幫助，要了解肌肉具體上的活動方法，請參閱本章「背的三關調整法」。

換句話說，要使陽氣流暢上升，首先要使幾個不隨易肌也能夠自由自在地活動。不過我要加以說明的是，並不是每一個人皆需藉著肌肉的移動，陽氣才會上升的，有些人還是可以完全不藉著肌肉的移動，便能將陽氣上升，這就好比學瑜伽一般，隨著各人的體質、下的工夫之不同，而有不同的修行成果。

背骨是「氣」的通路

某部分的肌肉或皮膚能夠自由自在地活動，陽氣便會緩緩地流轉上升，能夠修到這種程度的人很多，甚至於有些人能夠使陽氣上升到某一個竅，然後暫停片刻，接著再集中意識加強陽氣便又能提升到另一個竅。

當然，能夠達到這種程度的人，他的肌肉都是無異常的，通常在年輕人中常常可以找到有此能力的人。

除了靠著皮膚表面或是肌肉，使陽氣提升之外，還有其他的提升方法，譬如「直進型」便是一例，它的做法如下：

使陽氣由尾骶骨出發，或經皮膚的表面或經由脊椎骨（大部分採後者）上升，很類似於瑜伽的做法。

這種陽氣上升的感覺，便是一種抽象的超感覺。

背部的中央有脊椎骨，往上連接著腦部，脊椎骨附近分佈著各種神經和荷爾蒙器官，陽氣上升的路線有二種，不過以經由脊椎骨路線的影響比較大。陽氣的流動雖然和竅有很大的關聯，不過也必須使荷爾蒙發生作用，才會產生超感覺。

能夠使陽氣上升的人，若做瑜伽術，也可以體驗到查克拉開發的情形。不過還是要繼續地練習加強陽氣，否則陽氣便會衰弱，一定要修煉到陽氣能夠自由自在地流轉而提升的程度。

練習陽氣從皮膚表面上升的人，集中意識加以培養，長期性地反覆練習之後，便可以發現陽氣運行的路線愈來愈深。

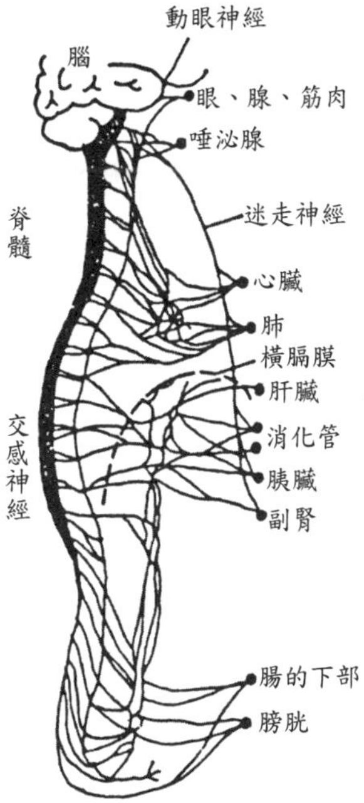

自律神經系統和
內臟器官的連繫

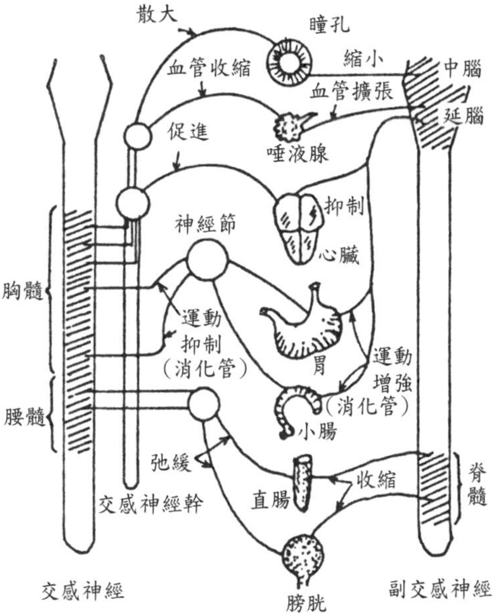

自律神經系

脊椎骨的作用，並不單是支撐身體而已，它是多種生理機構的組合，因此修行仙道和瑜伽術的人，才會如此的重視脊椎骨。

所以，背部彎曲，在生理學上的不良影響有情緒不穩、容易產生疾病……等。原因是背部彎曲，會影響到附近的肌肉，而引起神經結的異常，神經結又和內臟有關，又可以控制內臟的作用，神經結異常自然使內臟機能失調，容易引起疾病。

天地推掌法			
④	③	②	①
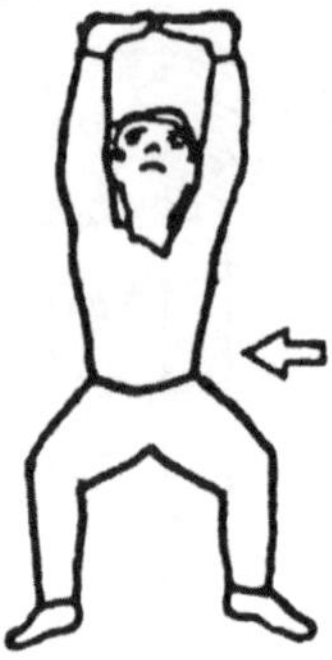	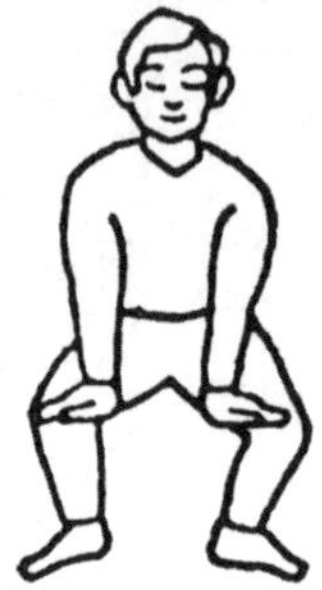	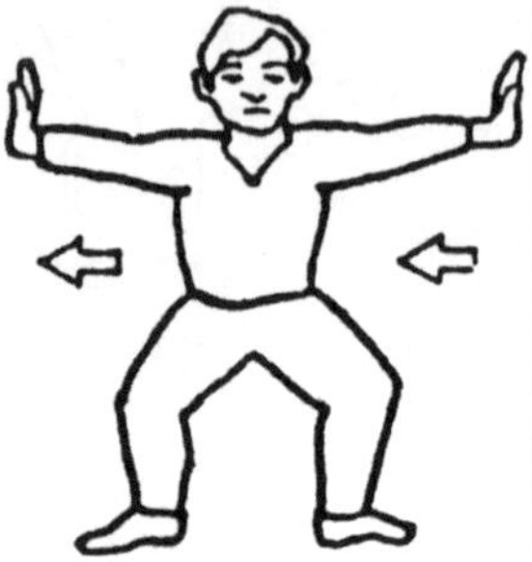	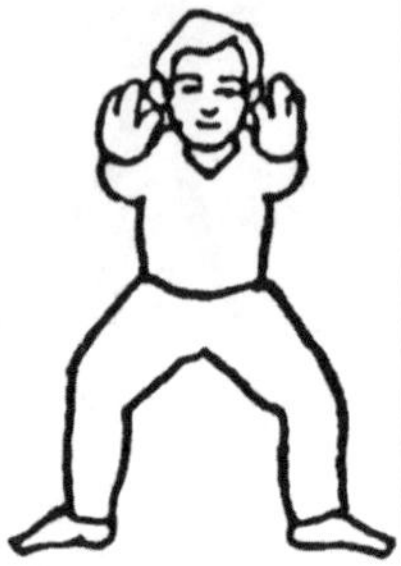
最後，手往頭頂方向伸直，好像要把頭頂的天空堆高一般，兩手手指尖在頭頂上方銜接，眼睛凝視著手指，然後又恢復①的動作，反覆練習①～④的動作。	手往下壓，好像壓著地面一般，手儘量伸直，眼睛俯視地面，下腹部要用力。	兩手向左右推開，緩慢地伸直，並且下意識地使「氣」流向手掌的方向。	兩手向前伸直，一面吐氣、一面想像著「氣」向手掌方向流動。

後轉體法	展臂法	
	②	①
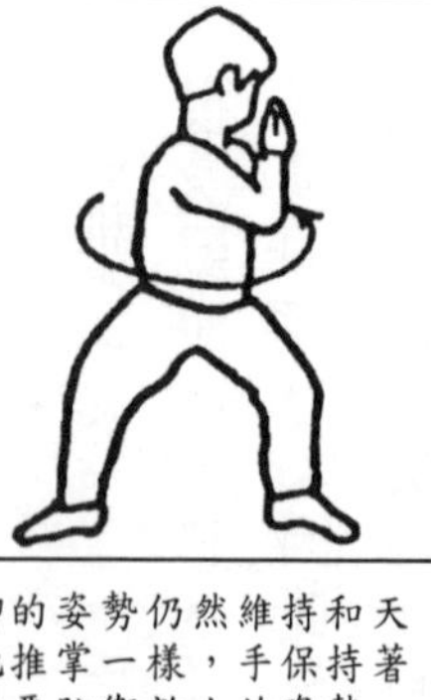	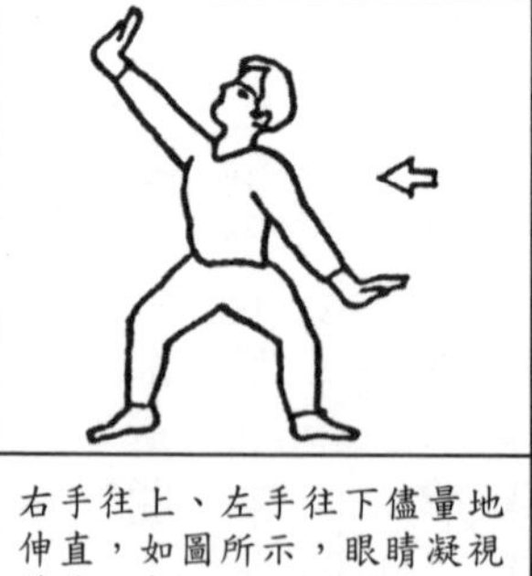	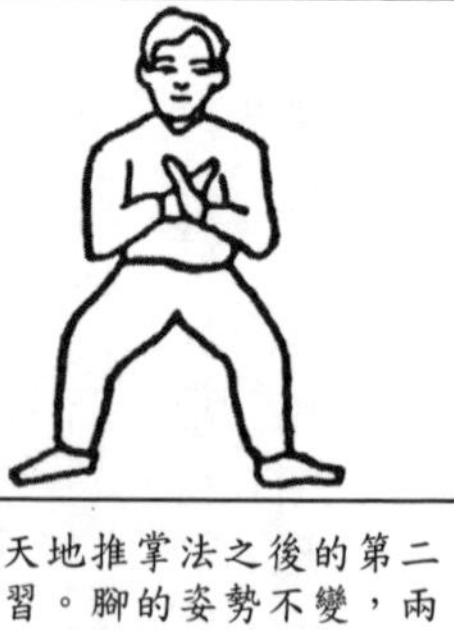
腳的姿勢仍然維持和天地推掌一樣，手保持著像要防衛敵人的姿勢，然後扭轉腰部將上半身轉向後方。	右手往上、左手往下儘量地伸直，如圖所示，眼睛凝視著稍微後仰的右手指尖。	接著天地推掌法之後的第二個練習。腳的姿勢不變，兩手交叉在胸前，如圖所示。

彎背法	彎腰法	伸展法	抱膝法
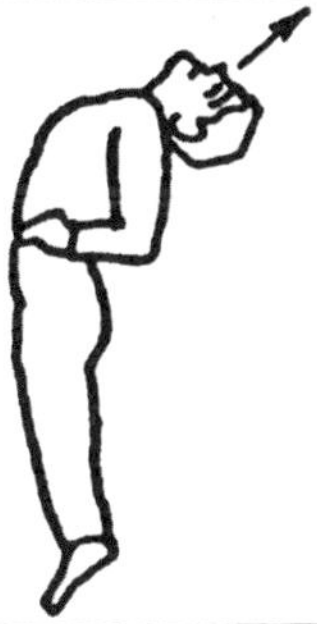	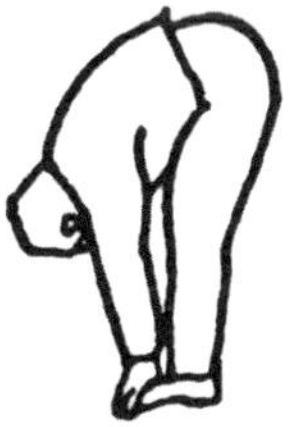	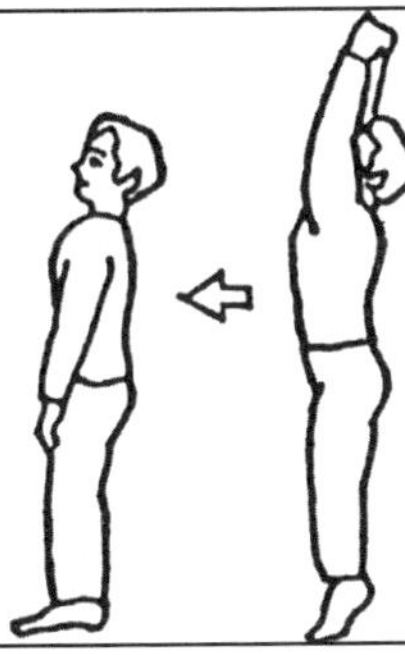	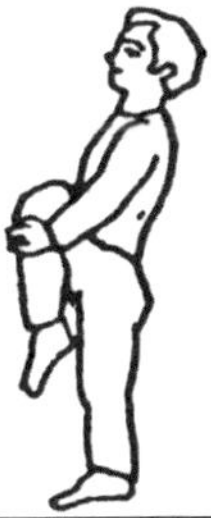
首先保持直立的姿勢，然後兩手叉在腰部，在以腳尖站立的同時，上半身往後仰，腰部不可彎曲，眼睛凝視著頭頂的上後方。這個姿勢至少要維持三十秒到一分鐘。	身體保持直立，然後上半身向地面彎曲，使手指尖能碰到腳趾尖，倘若能使手掌貼在地面，效果會更好。	首先保持直立不動的姿勢，然後兩手掌交叉往頭頂上方伸直，腳跟也隨著抬高，保持用腳尖站立姿勢，眼睛凝視手掌部位，然後又恢復原來的垂立姿勢，手一下子放鬆下來，貼在大腿前面。	兩腳直立合併，然後抬起一隻腳，兩手抱住膝蓋的部位，儘可能的使腳能夠貼近胸部，這時要注意的是背部的肌肉要拉直。

背功法			
④	③	②	①
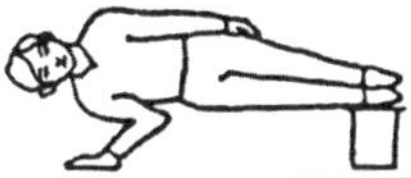	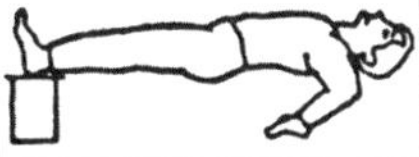	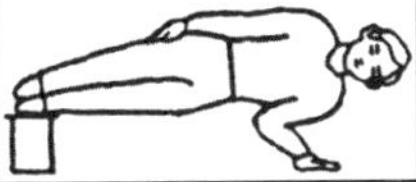	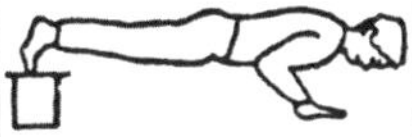
最後，又恢復和②一樣的動作，不過這次支撐身體的手恰好和②相反，身體要保持側臥的姿勢。	將貼在大腿的手放下來，兩手掌貼在地面上，使整個人成仰臥的姿勢，而靠兩手來支撐身體，恰巧和①的姿勢相反。這個姿勢要注意的是臀部不可下垂，整個身體仍然要成一直線，因此腹部要用力，才能使姿勢正確。	兩腳還是放在台上，側著身體，以一隻手貼在地面支撐身體，另一隻手則貼放在大腿，這個姿勢要注意的是臀部不可向前彎曲。	準備一個矮櫈子作小台子，首先將兩腳放在台子上，以兩手撐地支撐著身體，使背部、腰部和腳形成一直線，如圖所示。這個姿勢要維持30秒至一分鐘。

修行仙道的人應該注意保養背部。輕微的背部彎曲，可以利用整體法矯正，若是彎曲得太厲害，就要利用脊椎指壓法或磯貝式整體法。否則，即使能產生陽氣，對身體仍然發生不了多大的作用，而且所產生的熱被阻擋在異常的部位時，反而會使疾病惡化。

將背骨整體法在此做簡要的說明（參考八八、八九頁）。這種整體法共有天地推掌法、展臂法、後轉體法、抱膝法、伸展法、彎腰法、彎背法、背功法八種，做了這八種練習之後，若是還不能使身體平衡，消除身體的異常，請再做下節所介紹的「背的三關調整法」。

背的三關調整法

所謂「背的三關」即前面所說明的尾閭、夾脊、玉枕三個竅。竅的別名為關門，因為討論的內容牽涉到三個竅關係，因此合起來稱為三關。

實際上，夾脊位於人的背部，而尾閭在尾骶骨附近，玉枕在頭部髗骨下凹的部位。這三關分佈在背肌的督脈上，若是這三關無法連接，陽氣便無法上升到頭部的泥丸。

在尾骶部可以找出尾巴退化的痕跡。首先我們來研究尾骶骨附近的尾閭穴道。尾閭是陽氣上升時首先會被阻塞的部位，往往有很多人因此便灰心不想再做下去，可是，只要做適當的調整，陽氣便可以通行。

在瑜伽術中，曾有一個記錄記載說，有一個人從二樓跌了下來，尾骶骨受到打擊，卻意外地發現，陽氣竟然可以上升了！不過這只是一個例子，正確的方法並非大力地敲打尾骶骨，仍以小心為要。

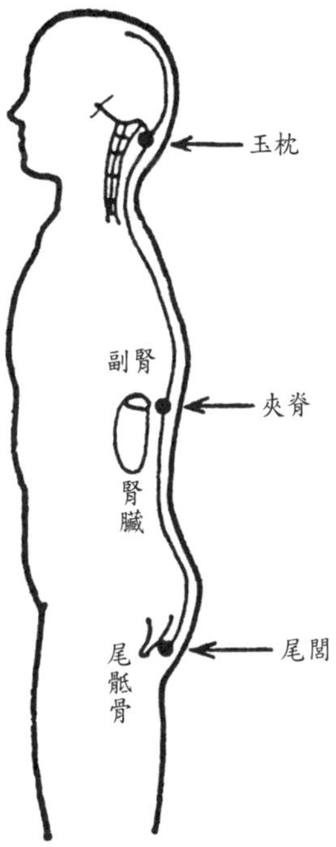

背的三關

總之，應柔軟地進行，用手撫摸或是按摩皆可。推拿術有一種搓尾骶骨的方法，不過，也不是很用力地敲打。陽氣不流通，關鍵不在於尾閭，而是在稍微前面的肛門部位，

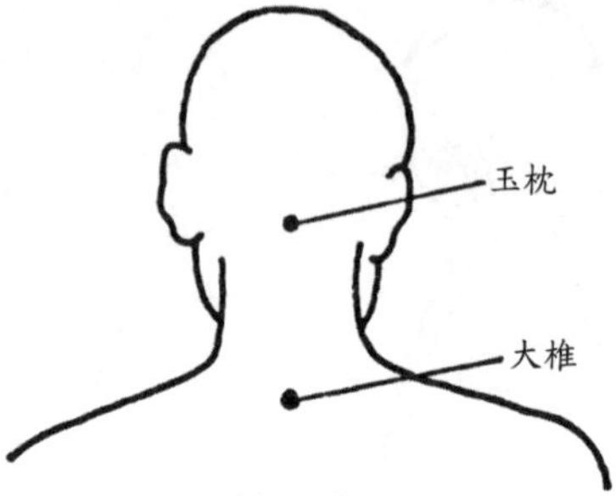

玉枕影響圈

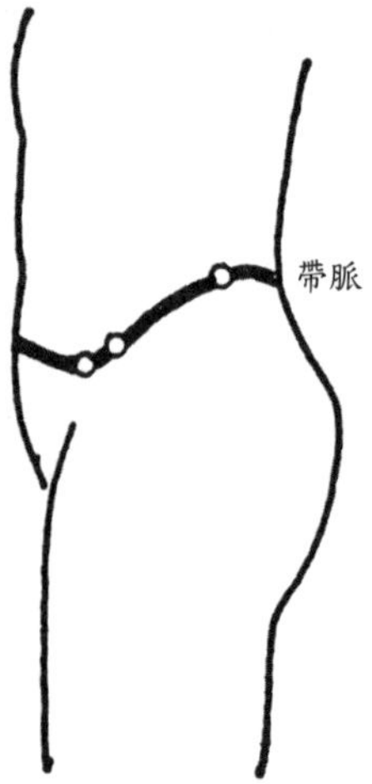

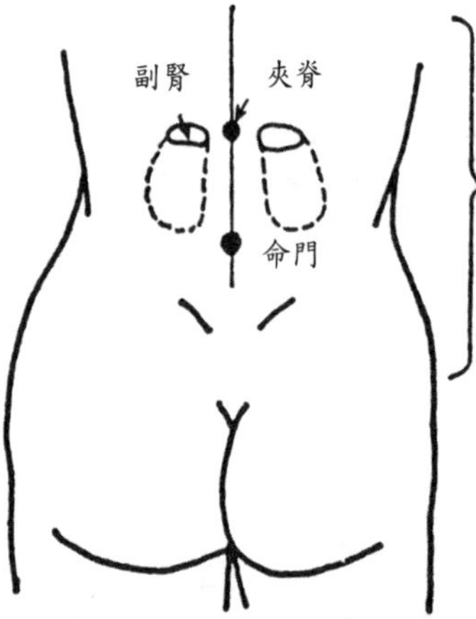

夾脊影響圈

因爲肛門附近有括約肌的緣故。括約肌在收縮和放鬆時可以產生熱量。

修行開始時，首先要將意識集中於睪丸，將意識移至尾骶部附近的同時，要使括約肌做收縮和放鬆的動作，不但能產生很多熱量，也能夠使陽氣通過尾閭穴道。

若是這個時候陰莖呈興奮狀態，只要將括

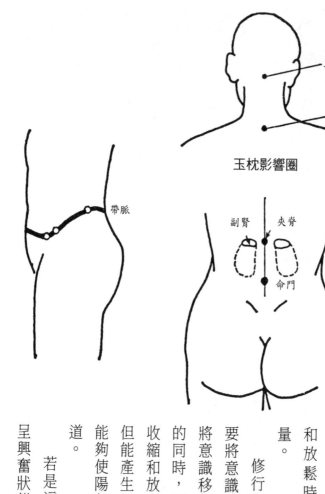

約肌稍微的往上緊縮，有意識地吸幾口氣，那麼興奮的狀態便可以抑止。時常運動括約肌，就可以曉得陽氣很容易地便可以通過尾閭。

其次，陽氣上升時，第二個可能會受阻的部位，是夾脊。夾脊穴道位於腎臟的後方，不過有些學者認爲，位於更下方的命門穴道才是第二個阻擋關卡。關於這一點筆者認爲依各人的身材而異，也就是說依各人的體格和體質而稍微有所不同，反正陽氣受阻的地方，就在這附近一帶，這一帶總稱爲夾脊影響圈。

矯正的方法是採用調整法。夾脊和環繞在腰部的帶脈（奇經八脈之一），以及體內的副腎有密切的關係，而副腎是荷爾蒙器官，不能隨意控制，帶脈和腹部的肌肉有關連，因此調整腹部的肌肉，便可以輕易地控制帶脈和夾脊。

方法是腰部不動，只扭動上半身的後轉體技法，詳細做法如下：

首先，兩腳盤膝端正而坐，上半身維持挺直，背部不可彎曲，手作打拳的姿勢，然後向右，或向左後方扭動上半身，此時兩邊肩膀要保持一樣的高度，不可傾斜，脊椎骨維持不動，如此向右後方或左後方反覆地扭動幾次之後，接著練習「織布技法」。

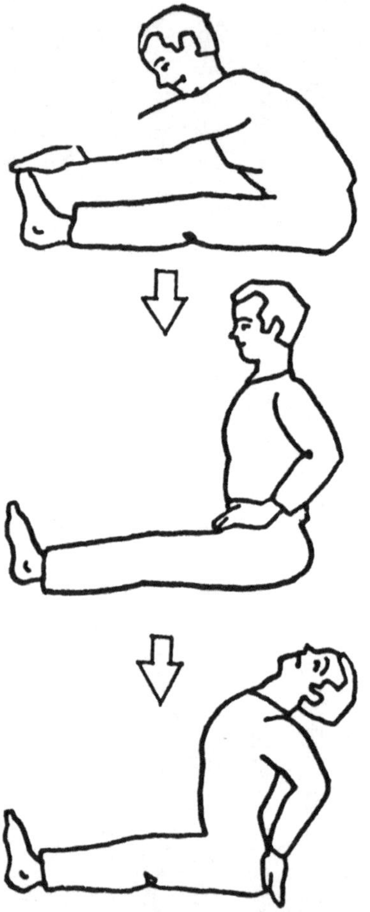

織布技法

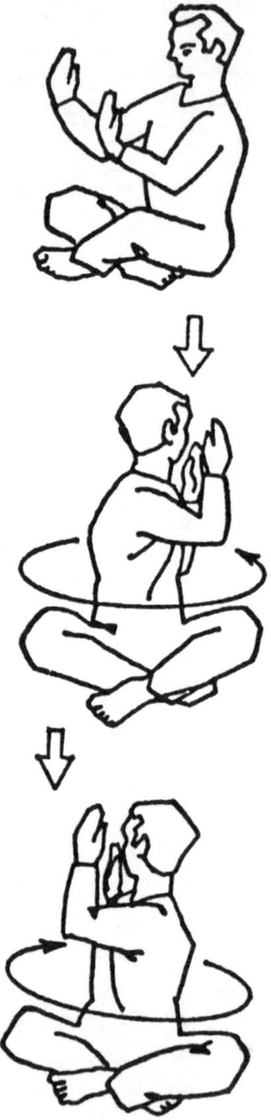

後轉體技法

織布技法的做法如下：

首先，將上半身向前彎曲，使手指能碰到腳趾頭，然後恢復原來的姿勢，背脊伸長，反覆做幾次，最後腰部挺直，上半身儘量向後彎曲。調整法和織布技法每天練習，腹部肌肉便會柔軟，陽氣就能輕易地通過夾脊。除此之外，腹部也可以利用呼吸法來自動調整。

臀部和有關部分的肌肉，可以利用尾閭調整法來調整，腰部若是用兩手輕輕地按摩，也會有很大的功效。

位於背部三關的最上面者，便是玉枕，玉枕位於脖子上方，和前面所介紹的二關，以督脈連繫著。

玉枕和丹田距離較遠，陽氣運行到上半身時，「氣」已經減弱了許多，因此想使陽氣通過玉枕，是相當辛苦的。大多數的人能夠使「氣」成功的通過尾閭竅和夾脊竅，不過陽氣來到玉枕附近時，便受到阻礙而停止。玉枕所影響的範圍圈相當的大。倘若脖子向前彎曲時，在頸子的背部，有特別突出的骨頭部分，那就是大椎穴道所在之處，而陽氣便是常常在這個地方停止。有些人的陽

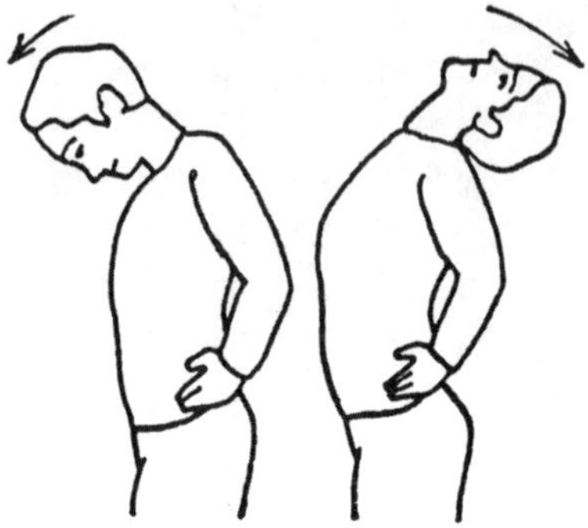

調整法②

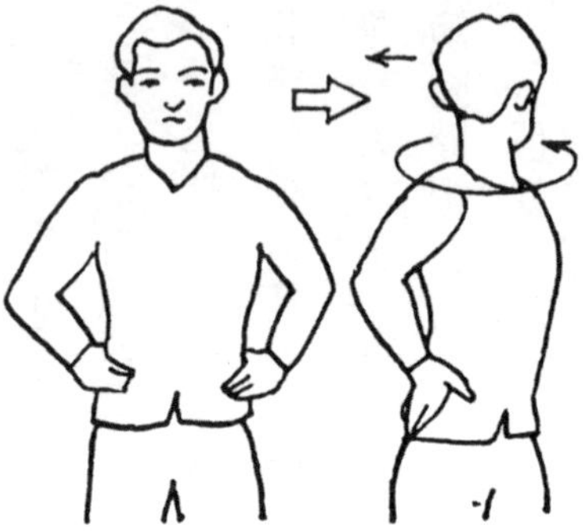

調整法①

氣則停止在相對於喉結的頸子後部部分。

玉枕和夾脊一樣皆可利用調整法。主要在運動頸部的肌肉以打通頭部和軀體間的關節。

首先，張開兩腳與肩同寬，肩膀高度維持水平，上半身不動，只將頭部向左、向右扭動，當頭轉向右方時，眼睛看著左後方；若是扭轉向左後方時，眼睛則看右後方，這時頭部保持和軀體垂直的狀態，頭不可偏斜（調整法①）。

接著，腰部不動只將脖子向後仰，然後又向前彎曲。這時要注意的是上半身不能彎曲，這種做法和導引中的頂功很相似，不過導引術中沒有頭部向前彎曲的動作（調整法②）。

第三個動作是訓練脖子旋轉的技巧，使脖子向左、向右反覆的扭轉（調整法③）。

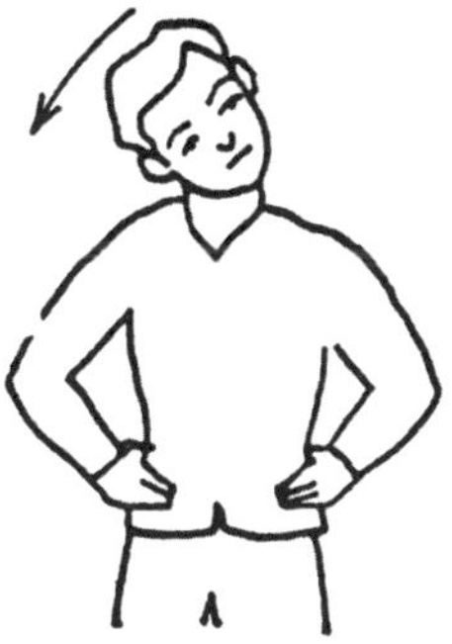

調整法④

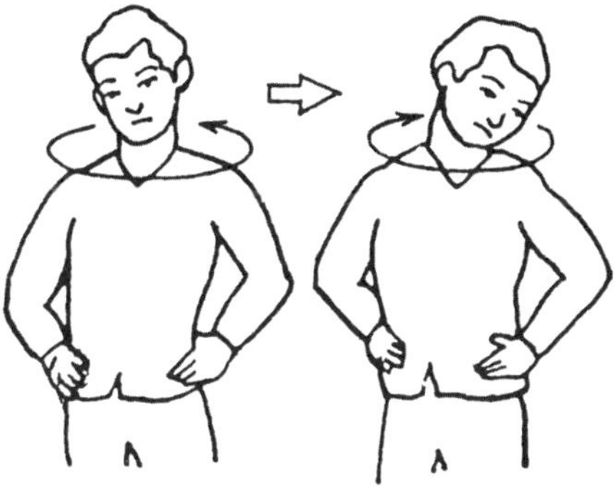

調整法③

第四個動作，頭部向左、向右傾斜，使耳朵幾乎要碰到肩膀（調整法④）。

以上四種訓練，都是上半身不動，只是脖子以上動而已。

做完以上四種動作而沒有什麼效果的人，就要做如下的訓練：

眼球向左、向右轉動，又向上、向下移動，一下子看近的地方，下子又看遠處，如此做的理由在使眼球的肌肉有彈性並鬆弛眼球肌肉的緊張度。

一般來說，眼睛不好的人，陽氣來到玉枕時便會受到阻塞，而停止的原因是由於眼睛肌肉緊張的關係。

因爲玉枕竅不太容易通過，關於玉枕竅調整的訓練，應多加練習，只要陽氣能順利地通過玉枕，也就能夠輕易地到達頭部的泥丸。

以上的三關調整法不但有助於陽氣的上升，對於脊椎骨保持端正姿勢也有很大的幫助，而頭腦不清晰和常生病的人，只要常常施行這種調整法，頭腦便會清晰，身體也會變得健壯，原因在於脊椎骨在無形中逐漸強健的緣故。

修行姿勢的分析

現在讓我們來討論有關姿勢的問題，瑜伽術和坐禪都很重視坐法，不過仙道比較不注重，所以除了站立之外，也可以坐著，甚至於連躺臥著也無所謂，仙道重視的是「氣」的運行，所採的姿勢爲何，倒還是其次，只要上半身挺直，背骨不彎曲，陽氣不會受阻便可以。

縱然如此，有關於修行的坐法，還是要作一番說明，在此所要討論的，大部分是自古流傳下來的一般性坐法。

不論是坐姿、站姿或者是躺臥的姿勢，都可以修行仙道，因此，仙道將修行的姿勢區分爲三，名爲坐法、站法和臥法。

首先討論坐法，依兩腳的交叉方式，可分爲以下五種：

自然盤膝

對一般人來說，這種坐法較容易做得到，不過要注意的是背部不能彎曲，而肩膀不可放鬆下垂。

單盤膝

這種是屬於禪的半坐，盤膝而坐時，將一隻腳擱在另一隻腳的上面，也許有些人剛開始時，胯關節不能輕易地拉開，所以會覺得不太自然。

這種坐法可以使背部肌肉結實、堅強，要注意的是不要使一側的肩特別垂落，因爲一肩垂落會導致全身的傾斜。肩膀容易傾斜的人，要隨時調整自己的身體，做單盤膝時，若是加個坐墊，會舒服些。

雙盤膝

雙盤膝的做法是，將兩隻腳各放在另一隻腳的腿上，使形成交叉的狀態。這種坐法在禪道便稱爲「結跏趺坐」。這種兩腳交叉的坐姿，相當地安穩，背部也可以保持挺直，不過腳很容易感到麻痺，所以不能持續太久。

初學者往往因爲這種坐姿好看的關係，而來學習，可是由於不能久坐，所以大多是半途而廢。若是能維持這種坐姿達兩小時，對仙道的修行是有很大幫助的，因爲這種坐法能使背部挺直，使軀體不會彎曲。但此坐姿坐太久，身體容易向後仰，因此最好是墊個坐墊比較好。

端坐（靜坐）

端坐，日本人稱爲靜坐。中國人很少採取這種坐姿，原因是中國人無此坐法的環境和習慣，而且腳很容易酸疼。

從姿勢方面來說，端坐的好處是，即使練習者未注意到坐姿，背部仍自然會挺直，不過腳因爲受到壓迫的關係，腳的血液循環不良，便會酸疼、麻痺而沒有什麼感覺，對於運「氣」方面不太適合。

大致來說，修行仙道採用端坐的人，只能做到小周天的程度，想要更上一

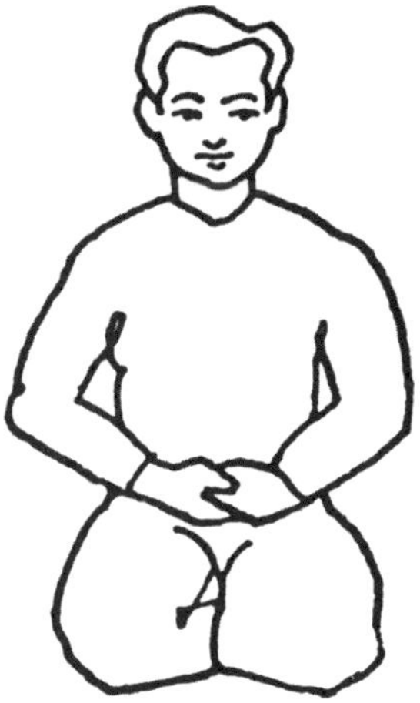

單盤膝

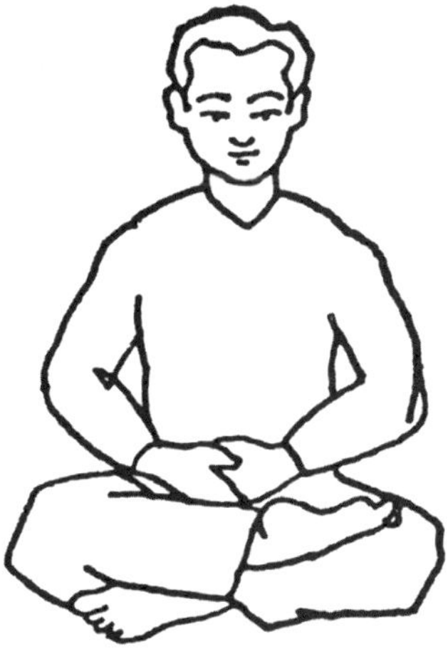

自然盤膝

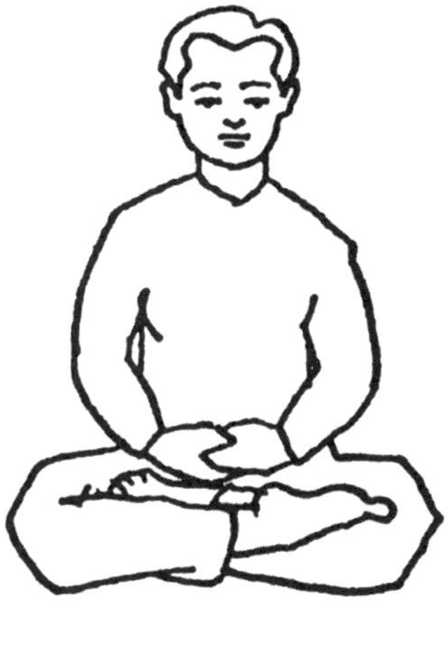

端坐

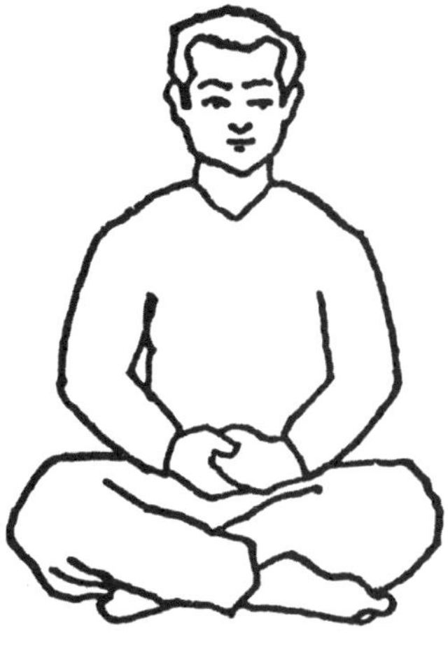

雙盤膝

層，必須改變坐姿，採用其他不會壓迫腳部的坐法。

不過對於學習插花和茶道的人，能夠長時間端坐的，不妨採用端坐來修行仙道。

坐式

因爲中國人無坐在榻榻米的習慣，因此較喜歡這種坐法。只要坐在椅子上，腳貼放於地面卽可，如此腳也不會受到壓迫因而酸疼、痲痺，所使用的椅子要選擇質料較硬的，否則修行的時候身體便會前傾或後仰。坐的時候，臀部要整個坐在椅子上，背要挺直，這種坐法也很適合於西洋人。

以上所介紹的五種坐法中，那一種最好呢?實在很難加以下定論。禪者和瑜伽術修煉者皆認爲雙盤膝式最佳，其實，不論是採那一種坐式，只要姿勢正確便行了。

接著要說明的是站法。拳法家對此姿勢很講究，會接受拳法基本訓練的人，站姿才會平穩。

站法大致上可以分爲以下二種：

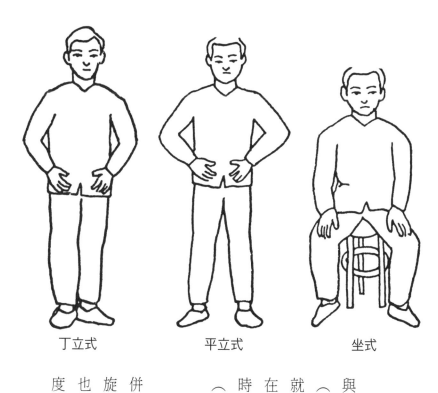

丁立式　　平立式　　坐式

平立式

背部挺直而立，打開兩腳，與肩同寬，手放在胸前或腰部（肚臍附近），腰稍微放低姿勢就會穩定些。這個姿勢的優點在於自然，做手部運「氣」訓練時，最好是配合這個姿勢進行（做時腳尖要向外側）。

丁立式

從平立式的姿勢改變爲兩腳併立，右腳腳跟不動，腳尖向外旋轉九十度，若覺得不太自然，也可以換成左腳向外旋轉九十度，如此兩隻腳的姿勢就好比英文字母中的「L」，也很像中文字的「丁」字，因此稱爲丁立式，根據拳法家的說法認爲這個姿勢很實用。

以上所介紹的站姿，使用那一種皆可以，不過腳力弱的人，因爲沒辦法長久地站著，所以應該先鍛鍊好腳力。因爲腳不會受到壓迫，對於陽氣從頭頂運到腳尖的全身周天，也有很大的幫助。

最後介紹像進入睡眠狀態中的臥法，臥法是仙道修行中最舒服的姿勢，不過由於穩定性太好的關係，往往在不知不覺中眞的會睡著了，這是缺點。但也因爲穩定性好的關係，臥姿對於病人或者是腳力虛弱的人來說，是最適合的，他們不必費太多的力氣，而且也可以維持長時間的練習。

臥法分爲以下二種：

仰臥式

仰臥著，頭部墊高，兩手放在腰部兩側或是腹部皆可。這個做法的缺點在於下腹部不能用力只能加強運「氣」時之意識集中的程度，優點是上半身無負

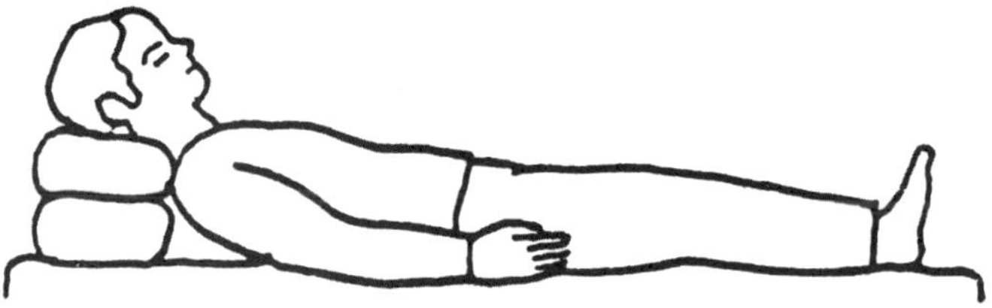

仰臥式

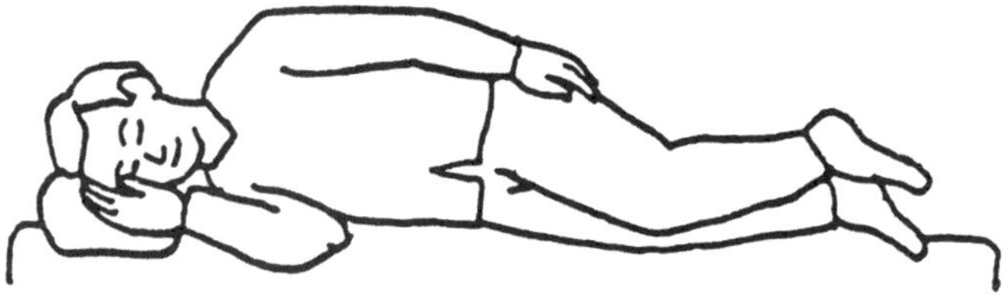

側臥式

擔。身體虛弱的人，倘若對「氣」有所反應或是敏感，也可以採用這種練習法。

側臥式

最主要的是要讓身體側臥著，爲了不使位於下方的手受到壓迫，身體要稍微彎曲，將上方的手置於腰部，而下方的手彎曲著放在頭部附近，並且使在下方的腳伸直，而在上方的腳稍微彎曲，如上圖所示。

說起來這和睡覺並沒有什麼差別，應該任何人都可以做得到才對！對於上方的手或腳受到創傷的人，更適合採這種姿勢的臥法。進行這個訓練時，我們的目的是在修行仙道，絕不可以看小說或是看書。

以上所介紹的坐法、站法、臥法三種修行的姿勢，不管是採用那一種，目的都是在使「氣」能夠循環，姿勢做得再怎麼好看，而「氣」不能夠循環，也是沒用的。

最好是等「氣」能夠循環體內之後，才配合著「氣」的運行。挑選自己所喜愛的姿勢，往往練習之餘，竟然連時間的流逝和肉體上的痛楚，都會忘得一乾二淨。

最後，僅就手的交叉法作一番討論。手的交叉法有合掌、禪式……等，最主要的是做的時候，不要聳著肩膀，手臂也不要太用力。其他還有道教式的手交叉法。

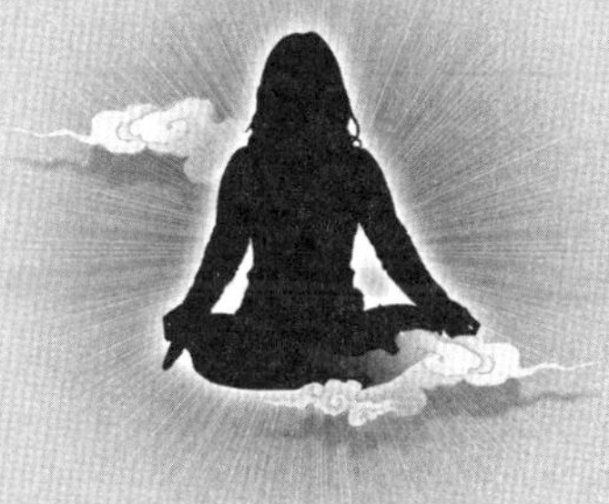

第四章

仙人強精術及控制法

性慾增強學

性慾（Sexual desire）是指驅使人們參與性行爲，出現接近性對象的動機或興趣。性慾是人類性的面向之一，它的強弱高低因人而異，它是一種主觀感受，其可指向內外部線索。

不做精力增強的研究，卻來討論性慾增強，乍看之下，令人莫名其妙！儘管如此，仙道學仍然習慣用之。

性慾增強學之目的，並不是要修行者靠著旺盛的性慾來進行性交，在仙道上，所追求的只是性慾方面而已，並不鼓勵進一步性交。

密教或喇嘛教中，有一派主張必須要達到如性交般興奮的狀態，才是悟覺，仙道學中亦有擁抱美女的房中術修行法，因此不免使人誤解，一提到性慾，人們不免想到性交。

性慾增強學的目的，不是爲了性交，雖然修行到某種階段時，會出現一種恍惚狀態（Ecstasy）。不過這種狀態是長久性的，不像性交高潮時的快感只是短暫性的，這兩種感覺，可以說迥然不同。

而且這種恍惚的狀態，可以隨自己意識的控制，把這種恍惚的狀態，比擬爲性交高潮的狀態，本來是一些聖者的看法，但是其後的門徒弟子卻誤解聖者的意思，以爲他的學說和性交有關，實在是錯誤的詮釋。

練習時，若是精液洩漏了，就無法維持恍惚的狀態，也可以說無法維持仙道修行時恍惚的舒服感覺。仙道房中術有洩精的動作，不過必須在洩精之前，先從對方吸取足夠的陽氣，如此才不會損害身體。俗人本來就精力較不充足，若又溺於聲色之中，難免常會爲了精力不足而困擾。

總之，這裡所說的性慾增強，並不是爲了性交，而是爲了陽氣的產生，換句話說，精力增強的目的在使陽氣的產生能夠更容易，而這節所介紹的性慾，也就是精力的意思。

講到性慾，總是會使人聯想起下半身的感覺狀態，而仙道中所談的陽氣是在下半身發生，與其全身精力充沛，不如性慾強較容易發生陽氣，因此才稱爲性慾增強。

強化下腹部的訓練

性慾增強學首先要討論的是下腹部肌肉的強化。性能量也是一種熱量，而使熱量能夠保持於下半身也是件很重要的事。

現代人不需要常靠腳來走路，而需要常用腦筋來思考，因此熱量會常集中於上半身，上半身的器官便常處於興奮的狀態，如此更使下半身呈現衰弱的現象。相較之下，上半身的荷爾蒙系和神經系統，對於「氣」的影響力較大。

只要調整下腹部，便可以矯正「氣」的不平衡狀態，使全身的熱量能夠調和，而提高性慾的作用，就在使熱量能集中於下腹部。

中國傳統的一種男性鍛鍊睪丸的最理想有效方法——金冷法，金冷法的「冷」是過程的描述。古人提出每天早晚用冰冷的藥液浸泡陰囊與陰莖，達到固本強基，金槍不倒的目的。

據生理學的說法，下半身溫暖，性慾也會隨之增強。「金冷法」即是一種強精法，但是只冷卻陰莖的部分，而不是下半身全體。

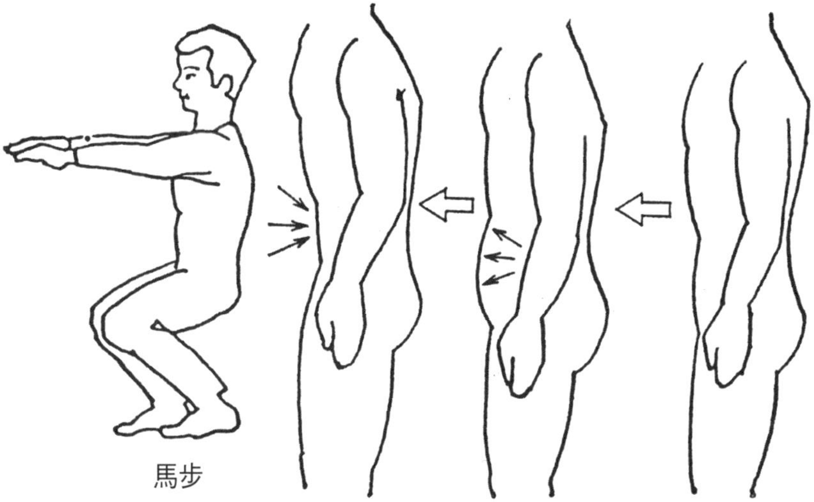
馬步

不能將下半身全冷卻，若是將下半身都冷卻，不但無益處，反而會患下痢，其他和性慾有關的器官有性腺荷爾蒙以及間腦的視床下部。

下腹部強化訓練的具體方法如下：

首先，使肚臍以下的腹部，儘量地向前鼓起或向後凹下去，凹凸的弧度愈大，效果愈好，而且要時常做。

練習呼吸法中的武息停息動作時，必須要對下腹部用力，若是能配合著下腹部強化訓練進行，陽氣必能更容易地發生進行下腹部強化訓練和呼吸法時，上腹部免不了也會隨著而動，不過，這沒有什麼關係，重點是必須將意識和力量集中於下腹部。

武息的停息做法是停止呼吸的狀態。將停息配合下腹部強化訓練的做法是，在停止呼吸的狀態下，將下腹部鼓起和凹下，先做五次，然後再逐漸增加到十五至三十次，如此便會產生很多的熱，要注意的是停止呼吸的狀態不能間斷。

若是能夠做五十次，所產生的陽氣便會很強，只要集中意識，陽氣便能輕易地沿著背骨而上升，這是仙道中某一派的秘傳，若能配合馬步姿勢來做，效果更強。

如果施行下腹部強化訓練時，頭腦會昏或者只是身體熱量增加，而性慾未改變，只要一面冷卻頭部，一面施行卽可改變現狀。

拿冰袋冷敷頭部又一面進行練習的理由，在使頸部過剩的熱量冷卻，並且一面來強化下半身的熱量。

施行下腹部強化訓練的目的在使精力增加，並且藉著這種高亢的精力，將熱量變爲陽氣。

以肛門控制精力

本訓練也就是背的三關調整法中的尾閭調整法，雖然在前一章已介紹過，在此將更進一步的詳細說明。

此肛門訓練法對於精力的加強，也很有幫助。施行尾閭調整法的人，必須使括約肌儘量的做收縮和放鬆的動作。括約肌經過屢次鍛鍊之後，熱便會集中於下腹部，尤其是肛門附近一帶，這是因爲「氣」集中的關係。

若對睪丸和陰莖一帶的肌肉，也做收縮和放鬆的動作時，便會有種把陰莖拉進體內的感覺是很重要的。可以將陰莖勃起時的熱感（陽氣），有意識地向體內拉進，或是向肛門的部位拉進，如此便能控制勃起的陰莖。

在行房中術時，也應該利用這種收縮和放鬆的訓練，使得從對方吸取來的陽氣，不致外洩。倘若對方說，這次的性交和以前不一樣時，你便可以曉得你所做的練習不成功，而你的陽氣反倒被對方吸取了。

肛門括約肌的訓練，除了以上所說的效果之外，也能將經過腳部或肛門的陽氣控制住，不使外洩。如此肛門的訓練不但能夠吸收陽氣，還可防止陽氣的外洩，使陽氣能夠順利的到達尾閭。因爲肛門訓練有這麼多的作用，所以有人主張肛門才是控制下半身陽氣的關鍵。

肚臍下的「穴道」效果

強精法最主要的是鍛鍊下腹部，又因穴道和精力的增加也有很大的關聯，因此除了肌肉的鍛鍊訓練之外，還要了解下腹部穴道的分佈狀態。

根據經絡學的分析，在我們軀體的正面有任脈，而在背面分佈有督脈，現在我們所要介紹的穴道，卽分佈在任脈上，亦卽分佈在肚臍和會陰部（睪丸和肛門之間）之間的想像直線上。

將肚臍和恥骨（位於陰毛之下的硬骨）間分爲五等份，依照針灸學的說法，一等份便稱爲一寸，肚臍與恥骨之間有5個穴道，分別爲「氣海」、「石門」、「關元」、「中極」、「曲骨」，各位於肚臍下方一寸五分、二寸、三寸、四寸、

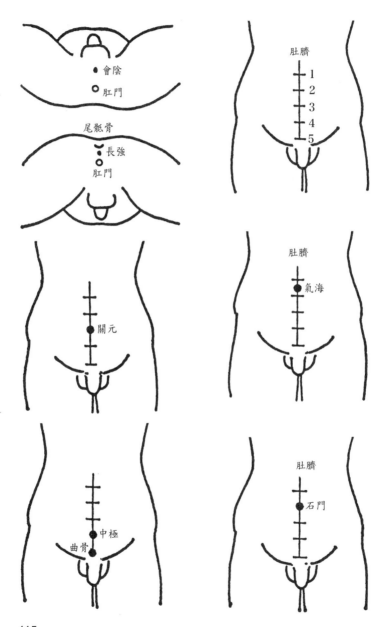

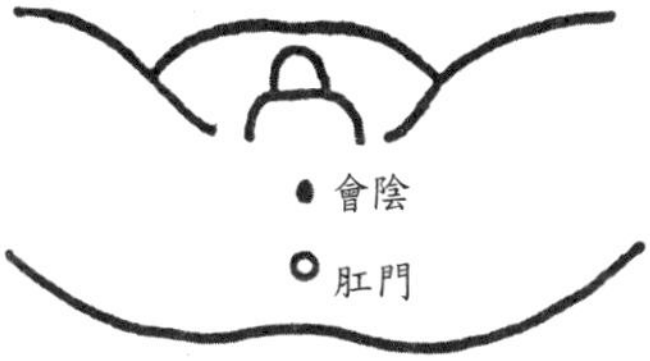
會陰
肛門

尾骶骨
長強
肛門

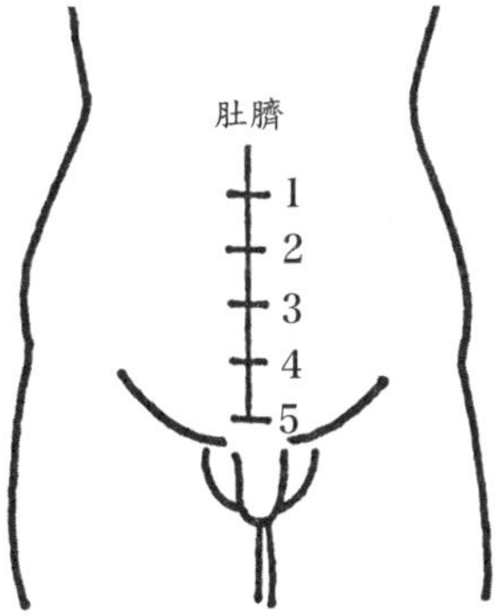
肚臍
1
2
3
4
5

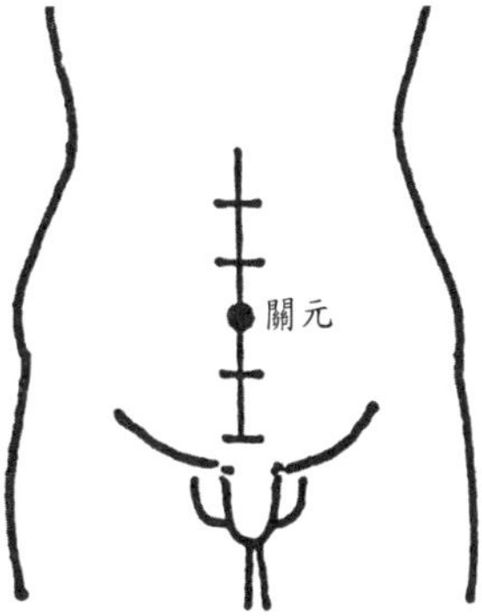
關元

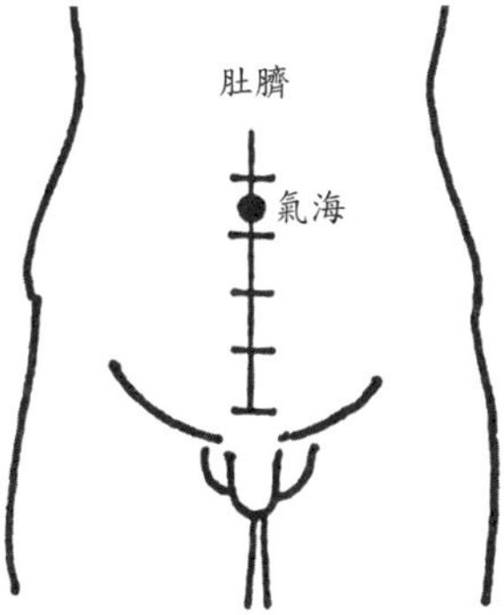
肚臍
氣海

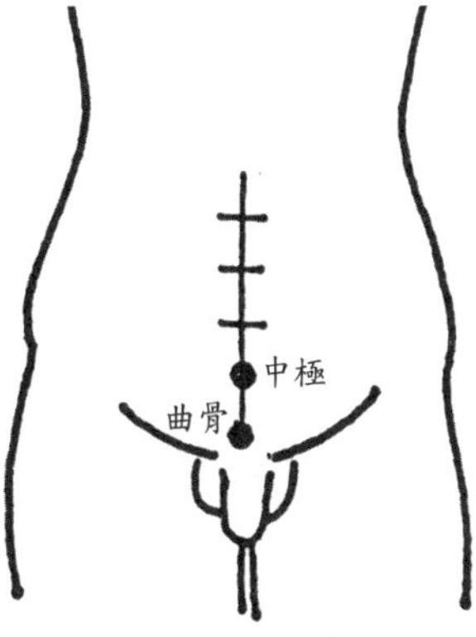
中極
曲骨

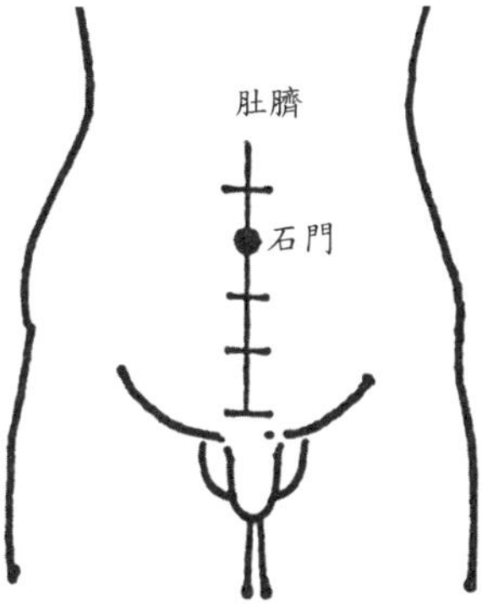
肚臍
石門

五寸處，而這些穴道皆可以發揮控制「氣」的效用。

下腹部的穴道還包括有「會陰」和「長強」。「會陰」又名「海底」，和頭頂的「百會」穴道有神經連繫著。「長強」位於肛門和尾骶骨之間的督脈上，和尾閭穴道有密切的關係。

前節所介紹的下腹部強化訓練和肛門括約肌的訓練，最主要的目的還是在利用肌肉的運動來強化這些穴道。前幾節所介紹的下半身的強化訓練，都是動的方面，而這一節所要介紹的是靜態方面的穴道訓練。

方法如下：

靜靜地坐著，調整呼吸，將意識集中於前面所談的穴道，閉起眼，臉孔稍微朝下，眼睛隔著閉起的眼皮，下意識地注視著各個穴道，意識集中時，只須將注意力放在各穴道的皮膚卽可，不必要求自己將注意力集中於裏層的肌肉，如此只須持續久一點，精力便會增加。

這個訓練對於精力充足和神經過敏的人來說，是不難操作的，大致上皆可以很快地使自己的精力增加。

只能以熱感以外的感覺來體驗「氣」的人，更適合施行這種訓練，理由是意識集中時便可以感覺到位於下腹部的「氣」。

一般說來，想要使手腳以外的部分集中「氣」比較難，然而下腹部卻很容易集中「氣」。此外，精力也會增強。

意識集中之後，陽氣會源源產生的人，可以不用作呼吸法，陽氣便能夠直接通過尾閭而上升。

不修行仙道的人，偶而閉起眼作意識集中於穴道的練習也很好，可以某種程度地補充自己的精力，因此，上班的朋友在休閒時刻，便可以做這種訓練，比服用強精劑的效果更好，也比施行呼吸法更具功效，因爲吸收公司的污濁空氣，對身體反而有害。

此外，如果配合下腹部強化訓練和肛門的訓練，精力會更充沛。

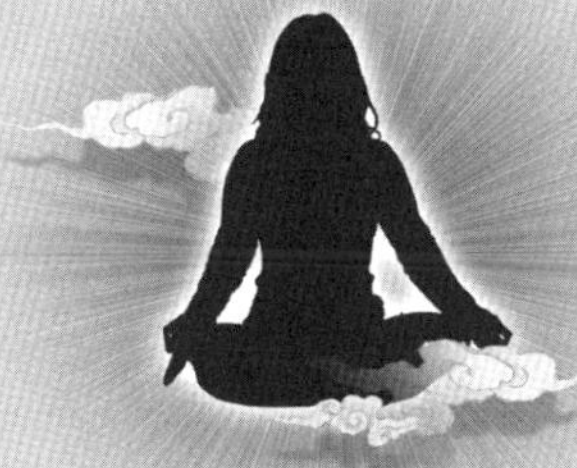

第五章

仙道修行環境的科學化

修行場所與「氣」的感應

在我們的周圍，存在著許多對肉體和精神有不良影響的因素，譬如噪音。雖然有些人隱居人跡罕至的山林，過著和熊一樣不受干擾的生活，不過大多數人仍生存在到處充滿著噪音和空氣污染等不快因素的社會裡。

在前面「誰都能夠對氣有感應」一節中，曾主張要吸取對自己有用的「氣」，但是，在我們的環境中，竟然是有益的氣比有害的氣還要少得多且幾乎到了少之又少的程度。倘若仙道已修行到相當高的境界時，當然不會受到附近環境的影響，不過初學者和一些修行不到家的人，還是要考慮到無益之「氣」所生的影響。

爲了減少這些無益之「氣」引發的影響，在此首先說明發生無益之「氣」的環境結構。

什麼是無益之「氣」呢？並沒有一種實際的認定標準，尤其是在認知的初步階段裡，要怎樣來分辨呢？應該從我們所熟稔的環境認識起。譬如，你的鄰居住有一位歇斯底里的婦女時，你便可以很明顯地認定出，這便是一種不良之「氣」的來源。

分辨的方法還是要依賴現代的科學方法，也許有人認爲荒唐，科學怎麼會和「氣」扯在一起呢？其實，「氣」和電氣、磁氣有點類似，因此筆者才會主張仙道修行環境的科學化。我們所要討論的環境範圍相當的大，不單是指我們居住的空間，還涉及和「氣」有關聯的事物，譬如：暴飲暴食、歇斯底里的太和先生的吵架聲……等。

不良的「氣」對我們人體的影響，套句現代的話來說和緊張（Stress）的概念很相似，都是一種身體受到外界刺激或壓迫時，內分泌和神經系爲維持身體的正常狀態所發生的一種自然反應，兩者皆屬於「適應症候群」。

針灸或中醫學稱引起疾病的外界因素爲「外因」，而身體內部的因素便稱爲「內因」，至於這兩者以外的因素，便稱爲「不內外因」，這種看法和現代西醫不同。

現代醫學認爲疾病是因爲細菌侵入人體，或是體質較差的緣故，也就是說病菌並不是唯一的根本原因，對於有關體質方面的研究，便稱為「體質醫學」。

中醫學認為體質隨先天的「氣」而異，譬如：性情暴躁的人，因為他所有的一切行為包括吃東西和走路，都顯得慌慌張張的，因此他的內臟和肌肉在無形中為了配合動作所需，自然產生成一種特殊的體質。站在遺傳學的觀點來看，一切外在行為的變化都先從體質研究起。

總而言之，體質和一個人的內分泌腺及神經系都有關聯，尤其是緊張的時候。所以體質一方面受到先天性因素的影響，一方面是受到後天性因素的影響。修行仙道的目的，以醫學的觀點來說，便是希望藉著內分泌腺和自律神經系統的調整，而使緊張轉為無害的情緒。

按中醫學和針灸學的說法，外因有六氣（風、寒、暑、濕、燥、火）之分，因為這些外因對於人體總是扮演著邪氣作用的角色，因而有六淫的別名。當自然界的六氣侵犯人體時，人體的「氣」便會不調和。所以燒鍋爐的人便會受到暑、火兩邪氣的困擾，不過現在勞工的環境已改進了不少，現在的鍋爐工人已比以前鍋爐工人，較少患火的邪氣症狀了。不過，現代的人若是在冷氣開得太強的房間待的太久，也是會受到寒的邪氣的侵襲。

受到外界強烈的刺激（如緊張）時，便會引起情緒上的七情（憂、思、喜、怒、悲、恐、驚）變化，這便是所謂的內因，還有吵亂的噪音、令人生厭的人際關係和暴飲暴食……等，也包含在內因之中。

屬於「不內外因」的有：過度的男女性交、車禍、意外的傷害如火傷、燙傷和昆蟲、野獸的咬傷……等，皆是由意外的原因引起。

內因、外因、不內外因等皆對於人體的「氣」有很大的影響，又因爲我們所處的環境佈滿著這些因素，這也就是爲什麼我們要使仙道修行達到環境科學化的主要原因。

在刺激環境中保護「氣」

現代的人很注重精神上或肉體上所受到的緊張、刺激和壓迫感，當一個人受到外界來的緊張、刺激時，體內便會產生一種自衛能力，以維持身體的正常

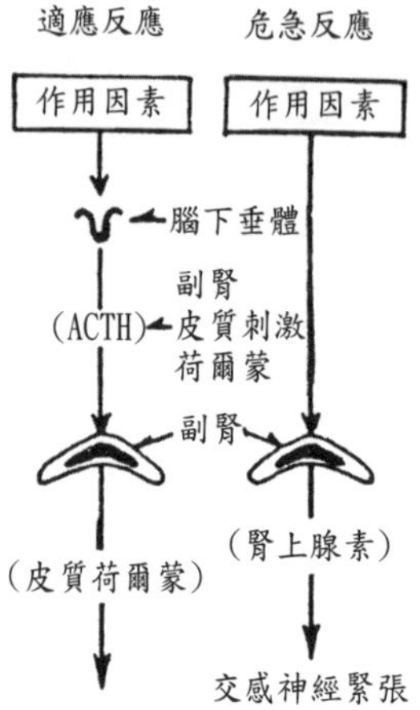

內分泌系統對緊張、刺激的反應

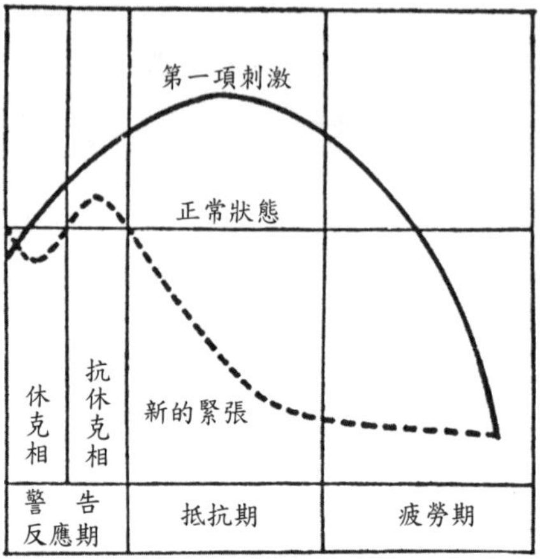

J・克雷斯所說的緊張、刺激的三個階段

狀況，這種機能我們稱爲「身體的恒常性機能」。

若是一個人的抵抗力和耐力不夠，身體狀況馬上會受到緊張、刺激、壓迫感等情緒的影響而失調。

而這些情緒所帶來的影響，實際上可劃分爲三個階段。

第一個階段警告反應期

首先體溫、血壓、血糖會降低，神經系統失去控制，血液中的酸性比率加重，甚至於引起急性的胃腸潰爛；接著副腎皮質、胰臟、甲狀腺……等荷爾蒙內分泌系統便開始活動，產生和開頭時不一樣的反應，這時的反應是體溫和血壓上升，血液中的鹼性比率加重……等。

第二階段抵抗期

這時身體還能維持穩定狀態。

第三階段疲勞期

這時自衛機能已彈性疲乏，無法抵抗外來的刺激，身體已無法承受壓迫感，體溫、血壓下降、胸腺萎縮、副腎皮質變形……等，各種機能都低落，無法維持正常的功能。最後，生命現象即結束了。

難道說每個人都需經這三種階段嗎？非也。

抵抗力強的人，則一點也不受這些緊張情緒的影響，另外有些人在第一階段之後，就能脫離這些緊張情緒所帶來的刺激，但有些耐力不夠的人，卻會因爲耐不住情緒的刺激而導致身亡。

換句話說，需不需要經過這三階段，完全視個人耐力抵抗力之強弱而定，當然肉體的狀況和一個人的耐力成正比，不過一個人的信心和心情也往往扮演著很重要的角色，這種看法和仙道很相似，只不過仙道是站在「氣」的立場來說明內因和外因。

到底一個人在忍受刺激和緊張時的心情是怎樣呢？是不是對這些具有刺激性的事物有足夠的信心呢？或者是毫不在意呢？

大致上來說，毫不在意的情形可分爲兩種，一種是信心十足而不受影響，另一種則是對於失敗已經暗有打算。譬如：參加大學學測的人，有的學生因爲有了充分的準備，因而信心十足；也有些學生早就有了考不上的準備，可以說早已不把升學當成一回事。如此一來，這兩種類型的學生，面臨考場的考試時，都不會爲了考試而感到緊張！

反之，性情固執、責任心重的人對於刺激或緊張的反應比較強烈，心情常會受到外界的影響，倒是一些對任何事都能看得開的人，心情較不會受到外界的影響，無論何種場合都能隨遇而安，平穩自如，猶如仙人的風範。

得失心重的人，做起事來總想抓住某種東西，因此常常使自己陷入困擾之境，最好是能改變態度，視萬物如流水，那麼也就沒有什麼東西，值得去刻意地追求，心中的苦惱自然會煙消雲散。

這種消極的態度，是否和那些勤勉圖強的人有所衝突呢？關於這一點，對於刺激和緊張等外因很有研究的學者，提出如下的見解：

兩者之間並不衝突，若能適度地配合應用，反而能相得益彰。適度的無責任感或不仔細的溫養自己的身體，是不傷大雅的，雖然有人批評說，在這個講求衛生和健康的時代，提倡「不養身」似乎不太合理，但我們要提醒大家的是，若是將衛生和健康當成一高貴的法則，整天戰戰兢兢地遵守著，唯恐稍有偏失便成爲萬矢之似地來遵守時，這種心理無形中便成爲對自己養身有害的壓迫感。又如：爲了減肥和保持正常的體重，而嚴禁自己沾飲美食，甚至於戒掉自己所喜愛的馬拉松運動和戒菸，在心理上反而會加上一副更重的擔子，這樣子反而不好。

因此，修行仙道的人，必須萬事看得開，心情才能輕鬆，只要抱著成仙的目標卽可，不必刻意地要求自己遵守健康之道，或者要求自己要達到悟道的境界。

因爲事事追根究底的人反而不適合修行仙道，因此筆者認爲，也許無責任感和不養身才是成仙的訣竅。

傳說中的仙人總是深居山林之中，在現代人的觀念中，他們是脫離社會的一群，也是反傳統的一群，因此在某方面來說，仙道者確實是「無責任」的。

不過，一個人若是每一件事皆循守規則，毫不變通，則只會使自己成為斤斤計較者而已。

譬如：有些人對那疾駛而過且製造噪音的機車騎士，感到惱怒、厭惡，不過，若是自己也風馳電掣獲得快感時，就不會對這些騎士的行為加以指責了。所以，我們應該學習釋迦那種寬廣為懷的心腸，幽懷一以合，俗念隨緣息，專心地修行仙道才是。

身為社會中的一份子，在行為上必需盡責於職守，但是在思想上我們要抱著遊戲人間的心理，一切都不必太計較，如此，上司的責罵、鄰家歇斯底里太太的叫聲，都不會成為你的困擾，試著將這些事件當成是死亡前必需經歷的經驗。

旁人要你禁菸和戒酒時，表面上你最好是唯唯諾諾地應付，待獨居一處時再盡情地享受，如此心理便不會受到壓迫。

「在這個無奈的社會裡，我們能否讓自己快活地生存下去，完全看這一顆心是如何而定。」這是古人所留下的一句話。

曾國藩說：「物來順應，未來不迎，當時不雜，既過不戀。」人生處處是風景，悠閒、輕鬆的心情是不可缺少的，這樣才不會處處困擾而有損於健康。另外有一點要注意的是，雖然可以隨意而行，但是假使這個行爲對自己不利，則最好加以控制。

譬如說，喝酒能讓你感到舒服，那麼就盡情地喝吧！若是覺得修行仙道只是帶來自己更大的限制，那麼乾脆就不要修了！

不過，若是這些不適只被當爲藉口，仙道是不贊許的。仙道勸告大家的是，太勤勞時，便採取無責任的心態.,若是太懶散的時候，便勤勞點，因爲過與不及都是缺點，最好的修行方法是採中庸之道。

季節和修行的效果

看到這個標題時，讀者或許會感到奇怪，難道說季節的變化，和修行的效果有關聯嗎？

是的！而且有很大的關聯。季節最大的特色是，四季的變化，無法以人爲的力量來改造，人爲所能控制的是由內因引起的情緒變化。譬如：性慾不滿足而引起歇斯底里的婦女，只要鍛鍊如何集中意識，卽可以恢復常態；可是關於節氣炎熱和寒冷的變化，便莫可奈何了。

季節的變化，伴隨著外因所包括的六氣（風、寒、暑、濕、燥、火），對於人體有很大的影響，稍不留意，修行的進行便受打擊；反過來說，若能瞭解季節的變化性，並加以好好應用，則修行的效果更佳。

以下爲依照自然界四季的變化來討論修行的效果。

春天，風氣強。

這裡所說的「風」不是普通的風，而是屬於中醫學方面，譬如：神經受到傷害時，中醫學便稱爲「風病」。

春天時，人的情緒比較無法穩定，社會上色情、暴力犯罪案遽增，原因是荷爾蒙系統和神經系統受到空氣中暖風的刺激後產生的副作用情緒。因此，修行仙道的人，在這個季節裡不要忽視這種情緒的潛在變化因素，但在態度上不用刻意地去抑制，心情保持輕鬆，並且最好是採用武息。

在這季節中要注意的是氣候是多變的，因此，要常常注意氣候的變化，以免頭痛和發燒。

夏天，是氣「燃燒」的季節，萬物因此也呈現一片繁榮和活潑的景象。

在此季節裡，以暑氣爲主，偶而摻有燥氣和濕氣在人體中流動著。已修煉到小周天的人，若能利用這些氣，便會使「氣」循環於全身。不過，這時的氣是一種熱（火），和自然界的氣配合時容易產生多餘的熱，因此修行時身體最好

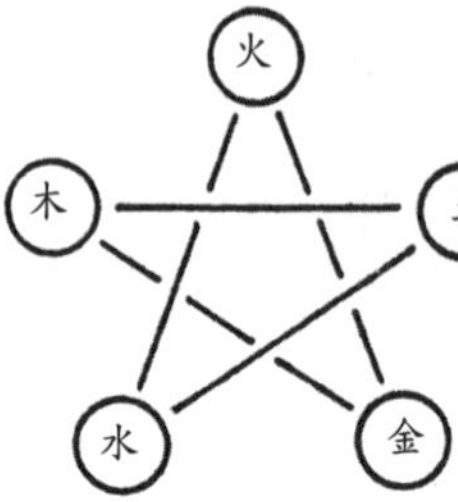

五行相剋

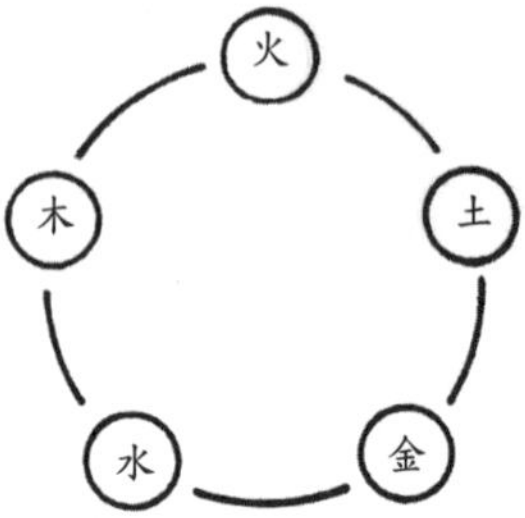

五行相生

是少移動，最好是採用呼吸法中的文息來操練，但是身體屬於寒性（陽氣不足）的人，相反地要利用這個季節行武息，陽氣才能很快地產生。

秋天，燥氣強，呼吸器官，容易受到損害。

燥氣在五行中是屬於金，對於肺、大腸有異常的影響，有些人由於夏季的疲勞累積著，因此秋季常常發燒或是下痢。不過大致上來說，秋天的天氣涼爽、乾燥，天地間充滿著自然之氣，尤其是晴朗的日子裏，是修行中最好的季節。

運行武息時，「氣」很快地便能升到頭頂的泥丸。但是，呼吸系統衰弱的人，最好是不要使用武息，因爲武息的呼吸動作很費力，所吸收的氣太強，恐怕會傷害呼吸器官，倒不如採用集中意識於下半身的訓練法。

季節	五行	六氣	五臟六腑	活動
春	木	風	肝•膽	神經•分泌
夏	火	暑•火	心•小腸	循環•造血
土用	土	濕	脾•胃	消化•吸收
秋	金	燥	肺•大腸	呼吸•排泄
冬	水	寒	腎•膀胱	生殖•泌尿

冬天，天地間充滿著寒冷之氣，對於人體中的「氣」侵襲性大，最好少到戶外走動。

即使是已修煉到小周天程度的人，在這個季節中也很難使「氣」流動到手腳四肢，因此最好是採用活動性大的操練法，使「氣」的流動狀況保持良好，必要時以「靜坐」爲補助的訓練。

由於外界寒氣非常強，縱使體內已產生大量的陽氣（熱），也無法保留剩餘的熱，因此最好採用武息來修行，要注意的是操練時容易流汗，稍一不留意，便會著涼。

修煉時，最好披上一條毛巾，修煉完畢後要將汗水浸濕了的內衣脫掉，換上一件乾燥的內衣，並且要穿著足夠的保暖衣服。

以上所說明的是四季的修煉要項，以下將說明在季節間過渡時期的修行要項。一般通稱四季中的換季時期爲

「土用」（立春、立夏、立秋、立冬前的十八天，尤指立秋前的十八天）。土期間濕氣較重，因此，又有人稱四季中出現異常濕度的氣候爲土用。

土用期間，內臟機能較弱。五行中的「土」相當於體內的胃和脾臟，因此這個時期，胃、胰臟容易受到傷害。尤其是胃容易受到自律神經的影響，當胃失去正常功能時，神經系統也隨之不安定，所以胃、腸不舒服時，最好暫時停止修煉。若有排除體內濕氣必要時，則採用武息或者是活動性大的操練，使身體達到流汗的程度卽可。

對於氣候的變化，最主要還是靠常識和經驗來應付。當然身強體健的人儘可以一心的修行，不必考慮到暑熱、寒冷的問題；但是身體差的人，情形可就不同。雖然說在還沒有修煉成仙人之前，總是會呈現一種「半病人」的狀態，但是當做完練習兩、三天之後，卻疲憊不堪，若像「病人」一般賴床不起，可不是一種正常的現象。

爲了適應氣候的變化，天氣炎熱時要打開窗戶使通風情形良好；太冷時，開暖氣也無妨；空氣太濕時，則以除濕器來調節。「氣」本來是屬於物理性質的能量，當然要使用物理性的方法來應付，否則便無效。

離子學和仙道

氣溫、氣壓、濕度和自然界中的氣，有很大的關聯，而人體內的「氣」和什麼有關呢？「氣」在流動的時候會產生一股熱感，以及電氣性和磁氣的感受，若以針灸產生「氣」，便會有股電流流穿身體的感覺。

不過對於自然界的氣，也有些人有電氣性和磁氣性的感覺。一九三九年前，某所大學的氣候研究班曾經作過「氣候病」的研究，發現低氣壓來臨之前，除了氣壓、氣溫、濕度、風速等因素，會令人引起不快之外，空氣中陽離子的增加也有很大的關係，關於這個學說雖然還有待專家的研究和證明，不過贊成者居多數。以經絡爲中心的仙道和針灸學，對於離子學說也相當重視。

離子，是飄浮於空氣中的分子或者是一種帶電的微細塵埃，若是將人體內帶有電氣性的「氣」當成氣的一種型態，則空氣中的離子也應算是自然界中氣的一種。離子對於人的影響方式是，透過穴道或手掌，而對於電的導體——人體以及經絡——發生作用。

離子有陰陽之別，依照西醫的說法，陽離子會引起頭痛、失眠、疲勞、不快、血壓亢進、呼吸及脈搏加速、血液酸性化等，理由是交感神經亢進的關係。

相反地，陰離子會引起昏昏欲睡、鎮咳、制汗、食慾亢進、呼吸及脈搏緩慢、血液鹼性化等原因是副交感神經亢進的關係。

經絡、氣和內分泌系統、自律神經系統（交感神經和副交感神經）有密切的關係，既然空氣中的離子對這兩個系統會產生影響，因此，在討論經絡學與氣時，便不能忽略之。

離子被列為引起疾病的外因原因說法，似乎是很合理，因為必須先由空氣中的離子控制經絡，產生一種易生病的狀態之後，六氣才能發生作用，而引發疾病。

離子學如何運用於仙道呢？關於這一點，在本書第二章「科學性手掌療法和練習」一節中曾經說明過，能夠自由自在處理「氣」的人，必須視自己體力的需要，在離子發生的場所，隨時吸取離子。

「陽離子」這個名稱也許令人聞名生惡，但也不能一概否定其價值，對於頭腦不清楚或者是整日昏昏欲睡的人來說，陽離子反而是幫助他們去除這些毛病的功臣。

初學仙道的人，在開始修煉時，天氣、氣候狀況皆很好，但往往過於興奮而無法順利的修行，這時若是利用「氣候病」研究中所用的「陽離子發生器」，就可以解決其困難，順利地進行操練。此外，好幻想或意識不容易集中的修行者，也可以利用此儀器來改善處境。不過，仙道的目的在利用體能的訓練，以發揮自己的潛能，因此非必要的時候絕不依賴儀器的幫忙。

人體本身就是離子發生器

如同大氣中會發生陽離子與陰離子，人體也可以產生陰陽二離子。

譬如，埋頭苦讀或是面臨危機時，內分泌系統與交感神經系統即開始活動，使身體各器官呈現興奮狀態，但如同前面「在刺激環境中保護氣」一節中所言，持續長久之後，這種興奮狀態便轉爲疲勞狀態，過度疲勞時，體內陽離子遞增，整個人便處在失眠或性慾異常高亢的狀態中。

治療的方法是：引進陰離子來中和陽離子，刺激副交感神經，以控制交感神經的正常作用。

具體的作法如下：在放滿溫水的浴缸中泡一陣子，或是到空氣新鮮樹木多的地方散散步。

假使副交感神經太過活躍或者陰離子產生過多時，人便顯得懶洋洋地，做起事來總是一副有氣無力的樣子。

存於體內的陰陽離子應保持適當的調和量，不可偏多，體力充沛的人，也不可勉強自己作過度的勞動，否則不但有損健康，更會因爲違反天地間的自然順序而減少陽壽。

仙道講求的是中庸之道，上要順應天地自然，下要顧及身體的健康情形，雖然已修煉至「氣」自由收斂的程度，也不可違反上列的原則，否則不但本人的修行會受到阻礙，甚至會波及他人，因此過分疲勞的工作或暴飲暴食，最好能避免。

做事急躁的人，會產生過多的陽離子，而破壞了自己的「正」氣，亦影響他人的「氣」；做事溫和的人，只會產生適度的陰離子，對內臟有好的作用，也有助於食慾，心情能夠常保歡欣愉悅，這種陰離子對他人也有好的影響力。

人體本身便是離子的發生器，而操縱發生的機關是心（意志）。能夠控制自己心情的人，才能發生離子。

但人的心情是很難控制得住的，因此在仙道的初步階段裡，大多使用物理性方法以產生離子，亦即呼吸法。

某研究小組曾提出一份呼吸法的報告，其中指出：

呼吸法中的吐氣，能促進副交感神經的亢進，而吸氣則能促進交感神經的興奮。換言之，想發生陽離子時，便加強吸氣訓練；想要發生陰離子則加強吐氣。具體方法，請參閱第六章「呼吸練習法」的說明。

近代文明所產生的緊張和壓迫感

在古代社會裡，所謂的緊張和壓迫感，大多是天地自然界帶來的，而少數是人爲所製造。譬如：屬於內因性的自尋煩惱。雖然也有戰爭，不過和今日的核子戰爭，比較起來，實在是微不足道。

今日是個科技、文明進步的社會，所享有的快適比較多，可是附帶所產生的不快也相對地增多了。

譬如：我們有汽車、電車……等快速的交通工具，以代替雙腳的勞動，但是，同時也帶來空氣污染和噪音的問題，使我們的社會呈現出一片忙碌和慌張。又如電化製品應有盡有，電燈、電視、冷氣機……等樣樣具備，使人類的生活過得極舒服愉快，但是相對的，人的體能也日益衰退。

這些不快原因的源由是文明器具對氣產生有不良的影響，譬如：電車或汽車在剎車時所產生的電磁氣，以及電化製品所產生的陽離子等。

雖然自然界不時地蘊育出「氣」，但是對於某一個狹小地域來說，也許人爲所產生的氣比自然界所產生的還要強烈些。

參觀東京秋葉原一地的電器行時，不但是站在門口招呼的店員，使人感到緊張，就是那些步伐匆匆的路人，也讓人覺得帶著緊張的氣氛，而在這條街上面便是電車的車站，可以說整個區域都和電氣有關，使人覺得彷彿置身電磁氣之中，人體內的氣自然也受到很大的影響。

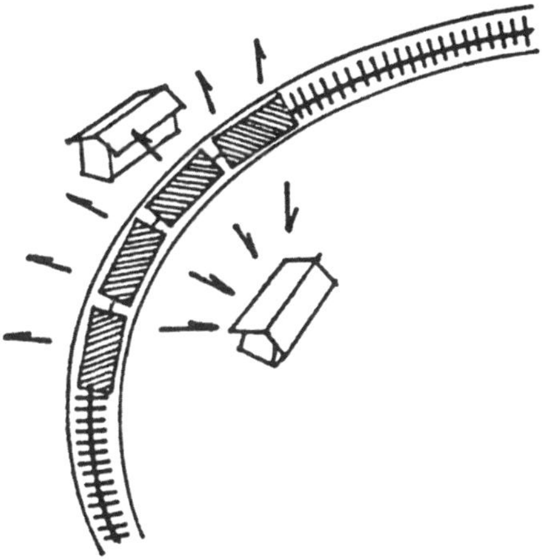

電車轉彎處，會發生很強的電磁波，具有壞的影響

在《四次元世界的謎》一書中，作者站在電氣專家的立場，而作如下描述：

若是在這條電器街選擇修行環境時，最好不要選擇汽車及電車的轉彎處和剎車處，因爲這些地方會產生很強的電磁波，如果整天處於如此的環境中，根本無法修行。

身居電器化的時代，屬於家庭性的

電化製品對我們的影響並不大，只要將彩色電視機的開關拔掉，便沒有什麼影響，可是公司和工廠就不一樣，上班的朋友整天待在電話總機或打電腦的房間裡，卽使是回到家中，也很難恢復自己的氣。

職業病上所稱的「穿孔機病」（Key Punch），便是電腦卡操作員常患的一種病，原因是常用手指接觸開動中的機器，而使得經絡受到電磁氣傷害的一例。

另一種病例則出現在居住高樓的人。因爲空氣污染，和地球磁氣場的影響，空氣中帶有陽電，尤其是海拔比較低的地區此種傾向更爲強烈。

離地面愈遠處，亦卽愈是高樓的地方，是大氣電場活躍的地方，愈高愈強化，因此愈是住在高樓的人，愈是處在不穩定的電場裡。

這也是文明社會下所產生的人爲環境壓迫感，對於修行並無益處。倘若喜歡在高處修行的人，不妨離開繁忙的城市，到一處海拔較高的地方，因爲山林裡面大電氣界比較穩定。

古代修行者之所以會入山修行，或許也是這個緣故！因此，居住平地的人，最好選擇愈低下的環境修行，最好不超過三樓以上。

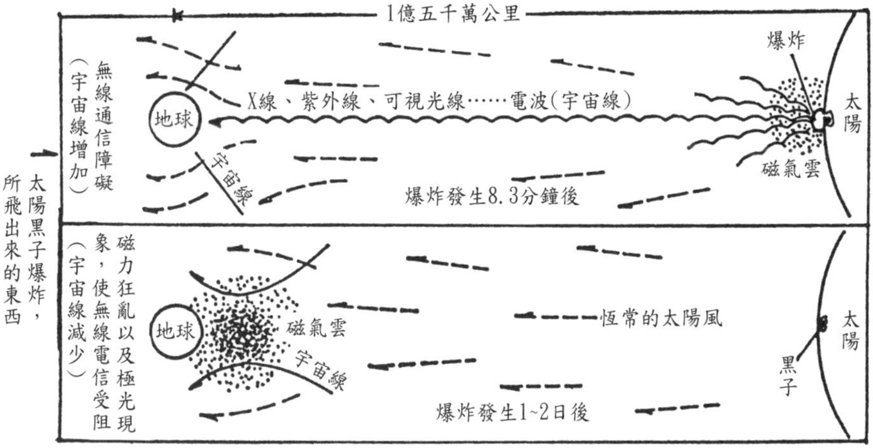

受到太陽黑子的影響，地磁力發生混亂的現象

地磁混亂時

地球是個以南北極爲軸的巨大磁鐵，既然地球是一個磁場，依照物理學觀念的推論，應該也是個電場。不過和大氣電場比較之下，地球電場比較穩定些。

然而，這並不是絕對的，有時自己本身的健康發生異常狀態，或受到宇宙中電場的影響（來自太陽、月亮以及其他星球間的關係）時，便會發生混亂，其中最大的一種混亂是由太陽黑子所引起的電波消失現象（Delljng Phemenon），當然大氣電場也會受到影響而產生混亂。

古代的人將此種混亂的現象稱爲「天地之

氣發生混亂」，害怕天地間會因爲這種混亂而產生天災和地變。

在今日，這種混亂狀態會影響電訊的聯絡，以及利用電磁力的儀器運作，因此，很容易發生交通事故，更嚴重時，甚至干擾到人體的氣，腦波會出現混亂的狀態或者身體的狀態會發生變化。古代稱這種異常的日子爲「魔之日」，並認爲這是天神發怒的日子，大家都害怕這種日子的來臨。

不過古代的中國人，總站在物質的觀點來解釋一切現象，因此天地間混亂的狀態，中國人並不認爲是神在發威，而認爲是天地之氣所產生的某種變動。

當時科技並不發達，更無今日精密的科學理論，只能提出一些玄秘的理論來解釋一切，以及藉著祭祀，企圖能使氣變動，所提出來的理論，後人很難了解，但是從實用方面來說，確實編出一套很有說服力的說明，就像中醫學和針灸一般已佔有一席的地位，「奇門遁甲」只有一部分留傳下來，大部分是屬於占卜方面，一部分是關於戰爭方面。

譬如：三國志中的諸葛孔明，便是利用奇門遁甲因而戰無不勝。又如明朝的軍師劉伯溫，也是利用奇門遁甲因而連戰連勝。

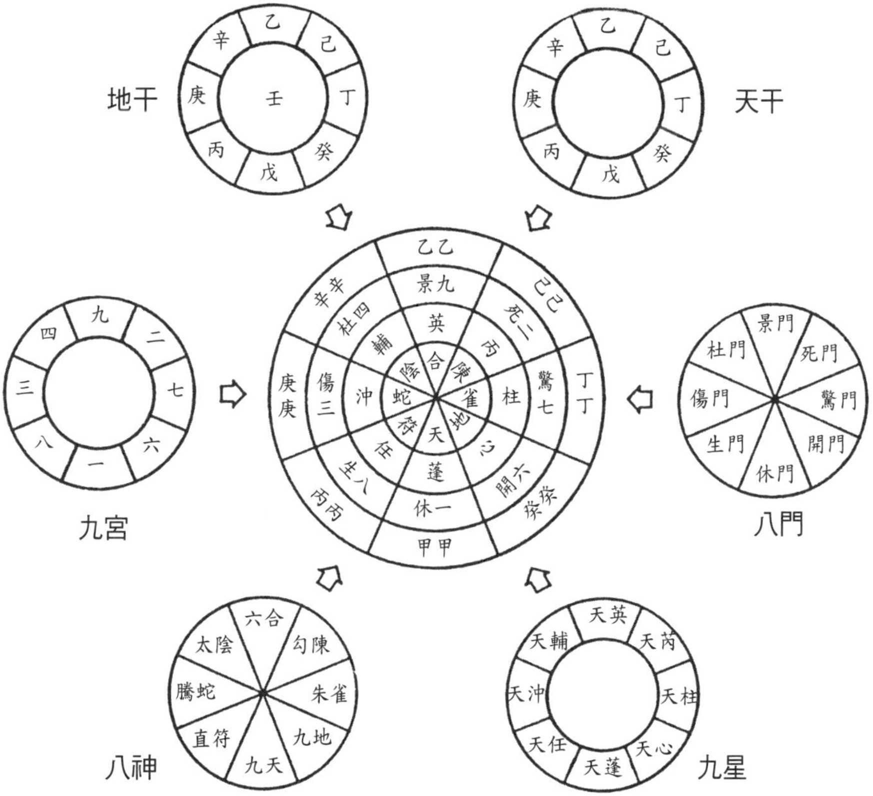

陽一局遁甲盤

奇門遁甲的作用，是以遁甲找尋天地之氣的異常之所，然後避開它的方向，若是敵方不曉得而身居天地之氣的異常處時，我方便可趁虛進攻，如此在戰場上常能佔上風。

前往天地之氣異常方位的人，或是停止在附近的人，在無形之中，注意力與警覺力會減低，身體機能也有衰弱的傾向，因而釀成禍事的來臨。

有一位常常發生交通事故的司機，在接受警察的偵訊時，便指出：每次肇事之前，視野還相當的清晰，不過在爬坡的當兒，頭腦便昏昏沉沉的，不知在想些什麼，等到清醒時，事故已經發生了。我認爲這位司機所說的上坡地，便是天地之氣的異常之所。

山林之中，雖然比較清靜，但未必每個場所對每個人來說都是好的修行環境。因此，雖然有些人飽受顚簸之苦，才能遠入山林之中，但仍然無功而退，無法找出一處適當的修行場所，爲了避免這種情形的發生，古人常利用奇門遁甲，先查出有利於自己修行的方位，甚至還有人帶著映魔鏡深入山中。

修行到某程度的人，是不會受到這些氣混亂的影響，不過那些已修行仙道而未到達某種境界的人，對於氣混亂現象的感受，比起一般人還要強烈。

現代的人當然已不用奇門遁甲了，不過當修行者的意識不容易集中時，便可猜測出，這是因爲天地之氣混亂的緣故。

探索大地之氣的異常

當大氣、地球本身以及宇宙的電場發生混亂時，凡是居住在地球上的人都會受到影響，修行仙道的人也不例外，此時必須暫時停止；如果只是某個區域發生電場混亂，則只要避開這個區域，換個地方修行卽可。

對占卜有心得的人，不妨研究奇門遁甲，以調查出天地之氣混亂之所（亦即自己的氣會受到干擾的方位），和適於修行的場所。不過對奇門遁甲不熟悉的人，也有很多麻煩，因爲占卜所表示的皆很曖昧，爲了彌補這個缺點，必須對地球磁力場以及日時偏差的修正有相當的了解，這都需要有高度技術才行。

若是覺得奇門遁甲太過麻煩時，最好不要隨便更換場地，覺得透不過氣或身體不適時，應暫行迴避此地。至於只在一地修行的缺點是，易爲噪音等外來因素所干擾，以及修行場地的地氣性質的問題。

前列所說明的是：中國人爲瞭解氣混亂之所，故發明了「奇門遁甲」，以下所介紹的是爲了解某特定地點地氣的好壞，所發明的「風水」。日本人並不如此稱呼，而稱爲地相和墓相。

「風水」並不是指風和水，應解釋爲風土和水流，也可以說是占卜學中的一支，比遁甲術較具科學性。

風水包括有五個要素：龍、穴、砂、水、向。

龍，代表地勢，是地氣通行的路線，好比是人體中的經絡，綿延之山，便稱爲山龍，潺潺流水，便稱爲水龍。

穴，即表穴道，是大地之氣噴出地面的場所，好比人體的穴道。

砂，即表當地的土質。

水，即表水流的狀態。

向，表示位於穴道的造形物，有什麼內容的氣。

關於尋找方位方面，則可利用九星、遁甲、占星術等三種方法。

風水的要素，又可分爲兩大類，一種是無形的，另一種則是有形的。將龍、穴、砂、水四項合稱爲「巒頭」（有形的東西），而將向稱爲「理氣」（無形的東西）。在沒有蓋房子或築墓的地方，理氣根本發揮不了作用。

砂(1)

表面約有30cm的硬土，而以下的土壤則如同花圃裡的那樣鬆軟。

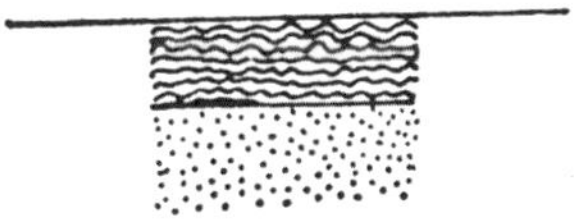

砂(2)

有人稱不呈龍之鼓起的地勢為砂

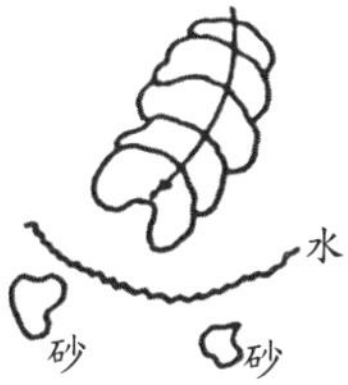

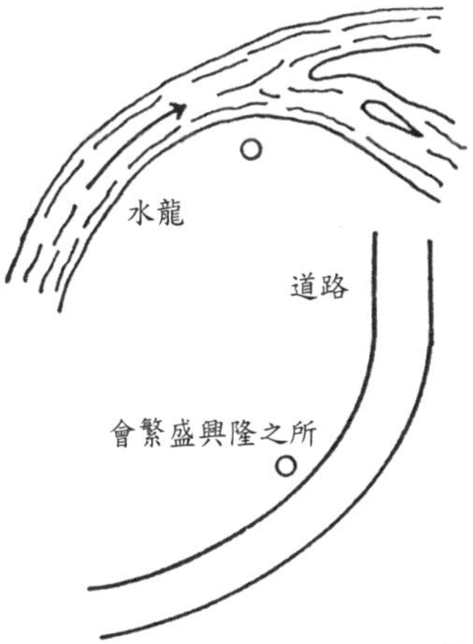

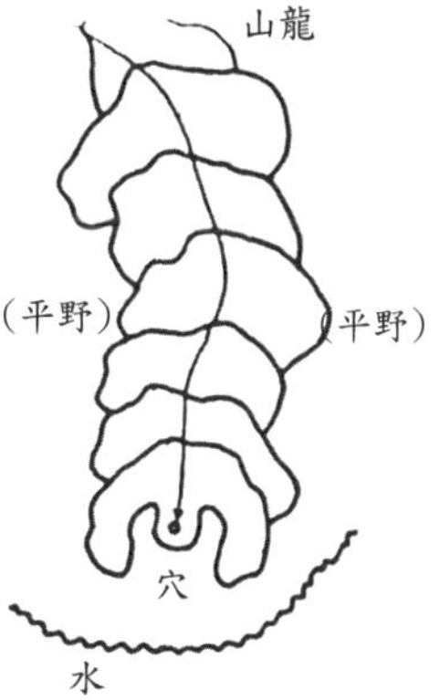

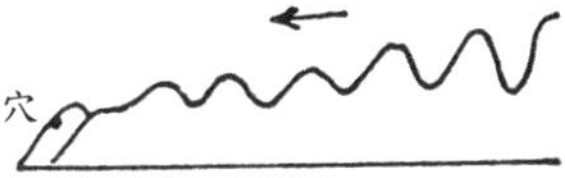

山龍斷層面圖

本書並非作占卜研究的關係，因此對於理氣並不加以解釋，只針對具體性的巒頭作一番簡略的說明。

巒頭中第一項是龍。龍，並非傳說中的龍，風水家因爲山連串成綿延狀的外觀很像龍的關係，因此稱爲龍。龍又分類爲山龍和水龍，在探索山中的穴時，便需利用山龍。

在探索平地的穴時，便需利用到水龍。無論是山龍或是水龍，在外觀上愈是起伏不定，就愈有活神仙的吉利感。

穴，是大地之氣外噴的場所，規模上和人體的穴差很多，不過性質卻很相似。對於山龍來說穴是位於山龍的通行處，而水龍則位於大蛇形轉彎的旁側。

砂，是穴的土質，以含有潮濕之氣和適當柔軟度的砂質爲吉利，把植物種在穴的部位時，發育更見良好。

水，是指流動於穴附近的水流，水龍中的水流，以包圍穴而流動的，爲最吉利。

也有人將道路視爲龍的一種，山龍之氣流動愈大，交通量便愈多，而穴對於生物的作用是：穴能調和生物之氣，使生物呈現繁榮之態。

以上所介紹的只是原則而已，實際上的風水，是相當複雜的。

地球的表面，有山、有丘陵、有平原，同樣的自然界中的電壓也有高低之分，地面有凹凹凸凸、高高低低的形狀，同樣的電界也有強弱之分，這便是所謂的「電位傾斜」。

某國際成人病中心的主任曾指出：「地球上一切自然的現象，都受到地球內部產生的電位傾斜的支配，兩個電位傾斜的低交叉處，便是物質電屬性構造發生異常之處，在這個地方疾病叢生，精神異常、交通事故、火災皆頻繁。」

也有人認爲交通事故頻繁的地點，以及常常發生車禍的平交道，也是電位傾斜的低位交叉點。

相反地，電位傾斜的高位交叉點，則有利於人的健康，也能促進動植物的發育，這個說法和風水所提的穴有類似作用。電位傾斜可以用儀器實際地測出。由於風水起源於中國，因此這一類的原典，以中國所著的爲多。不過原典大多繁縟漫長，一般的讀者都無法接受，在日本倒有幾本較簡略扼要的說明書籍，譬如《日本的金字塔》。

作者在書中指出：可以將方向相背的兩個山峰外形畫在地面上，找出它們的交叉點，兩座山的低位場所交接處，稱爲「傷點」；而高位場所的交叉點，稱爲「白點」。白點處大地電氣豐富，生物發育良好，土質也佳；相反地，傷點則是缺乏大地電氣，在這個場所，人的活力反被剝奪，交通事故又多，馬路和河川也容易受到破壞。

以上所介紹的三種學說，雖然解釋的方法不太一樣，不過，對於氣發生的觀念，卻很相似。譬如：容易發生事故和肇事的地方，便一定是氣少、電位低的地方，很明顯的這是不適於修行的地方。

若是你有了這些方面的知識時，當大家談到：「奇怪！爲什麼那個地方常常發生事故呢？」而那又明顯的和季節的變化無關時，你便可以斷定，那個場所是個氣混亂的發生地，爲了自己的健康和生活打算，最好是避開它。

去除緊張壓迫感的因素

自然環境、他人之氣、體內所產生的內因……等，都能影響自己體內的氣，而且其中有很多可能成爲障礙的因素。不過就如同生病一樣，一個病症便有一劑特效藥，因此也不要太過擔心

天地之氣有了異常時，只要能避開便不受到傷害，譬如大氣電場異常時，我們只要換個場所卽可；地球或宇宙間電磁力發生混亂時，只要過一段期間，自然會恢復正常。

若覺得太麻煩，可以依賴機器來幫助，有經濟能力的人，可買一架「靜電治

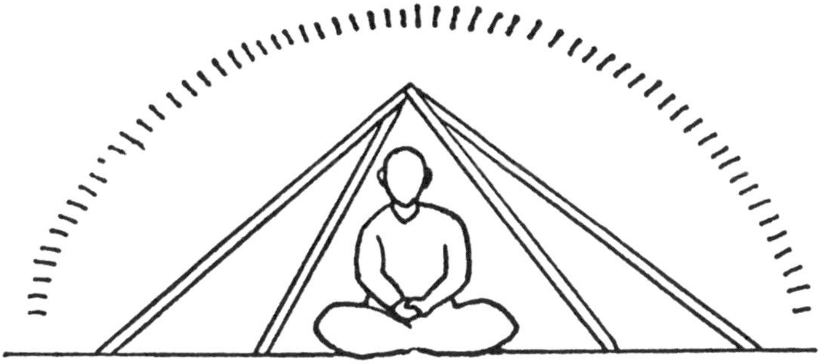

療器」，它的構造就像一架儀器座，也有些是毛毯狀。這個儀器的作用在：只產生對人體有利的電界和磁力界。

最近金字塔形的儀器，常被引爲熱門的話題。這個儀器的大小，恰可容納一個人，身居其內便可和外界的一切因素隔絕，若是冥想，效果更好。因爲這種儀器只有骨架而已，價格上比靜電治療器便宜（上圖所示）。

除了使用這些器具之外，還有其他的辦法可以和外界的一切因素隔開。譬如仙道或瑜伽術所採的冥想法，便是一例。瑜伽的冥想法是：全身籠罩在光輪之中。而仙道的冥想法則是全身籠罩在體內所噴放出去的氣中。不管是採何種修行法，都要針對這個光輪或氣集中意識，而心中唸著：「對我有害的氣，不能衝進這個光輪。」反覆地唸著，同時由體內向四周的空間放射氣，想像有一道防備的東西包圍著自己。

換句話說，這是一種利用意識集中的力量，而加強自己氣的影響範圍訓練，以隔離自然界中的噪音和一切談話聲……等。如此人本身的電界，可以隨著自己意識的集中，而有強弱的變化。

練至小周天的人，已能使氣自由循環於周身，並且能使氣向周圍空間放射，到達發揮外除陰性之氣，內除體內邪氣的作用。

異性和修行

最後我們要討論的是，異性和修行仙道的關係。

按房中術的說法，修行者可從異性得到陽氣，因此大致上並無弊害，問題只是能否取到氣，或適不適當，若反而是自己的氣被吸取，對修行便有壞處。

集中意識於下半身至某階段時，性慾便會高亢，體內精液有外洩的傾向，這時，一方面要控制自己的慾望，一方面要極力地從對方吸取陽氣，嚴格來說，這是很難做得到的。所以，利用房中術修行的人，必須是精力弱小，並且已到了對性交無興趣之年紀的人，才能冷靜地施行房中術採用房中術。

修行不久便有性衝動的，必須集中意識，將精改換爲陽氣，並暫時疏遠女性。要疏遠多久呢？最少要等到陽氣上升至頭頂又回降至丹田之時，換句話說，也就是小周天完成的期間。

性交會影響小周天的自由運行，一次性交至少能使體內的氣混亂二至三天之久，夏天時則易於失眠，冬天則容易感冒，因爲陽氣是種熱，性交時耗損了太多的氣，身體便會感覺寒冷，好比沐浴之後身體的冰涼感覺。

爲了避免這些後遺症的產生，性交在到達高潮時，便要集中意識，使只有精液外洩的感覺。

不過在天氣太炎熱或太寒冷時，仙道主張最好是保持自然的狀態，不要將精液外洩，儘可能一個月之內只作一次性交，暫時將精液蓄存著，集中意識使之轉爲陽氣，如此陽氣才會集中而形成丹，變成有如小孩子一般的活力，大致上來說，小孩和成人活力的差異，只在漏精與不漏精而已。

修煉至小周天的人，漏精一次便需一段長久的時期，才能恢復，因此在性慾高亢時，任意地洩精，不但會影響陽氣的循轉，更會造成無法發生陽氣的後果，好比沒有燃料的爐灶如何能點起火來呢？

性慾亢進時，最好做緊縮肛門的括約肌的訓練，當陰莖勃起時，將陽氣向尾骶骨或丹田部位拉引。尚不能控制性慾，集中意識於眉間的印堂或胸部的膻中即可控制情緒。

修行時，最好少與酒、黃色書刊和色情電影接觸。

獨身者，條件比較好，只要少與女友接近，便可控制住自己的性衝動。已結過婚的男性，比起獨身人的條件較差，雖然討厭那天天必須面對的黃臉婆，在性慾亢奮時，也只能發洩在她的身上，何況又同睡一床的關係。若太太也落花有意時，尤其是新婚的新娘，這位先生便很難控制自己的慾望了。

面臨這種情況的人，只好暫停修行，盡情享受魚水之歡，等過了一段期間，對性已感到滿足或無趣味之後，再來修行。

人往往無法理智地控制自己的情緒，這是人的弱點，不過也許人本來即需經過反反覆覆的失敗，才能進入修行的境界！

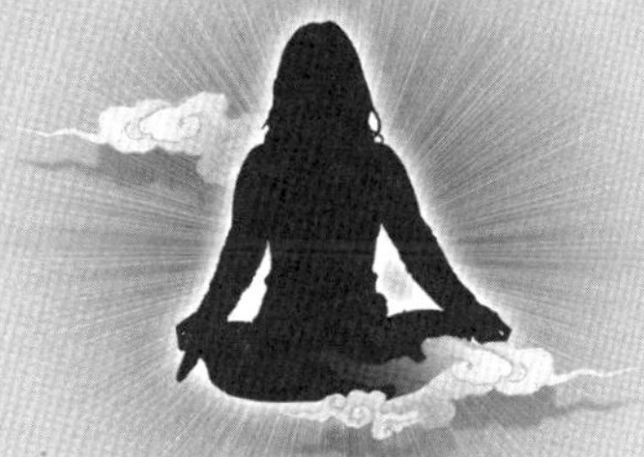

第六章

呼吸練習法

外呼吸和內呼吸

有的人集中意識後便能運「氣」，也有人施行整體法或仙人強精術後，便能使陽氣提升，不過大部分的人，還是必須從呼吸法練習起。與其他修行法比較之下，呼吸法似乎困難些，不過卻頗具效果。若是在練習呼吸法時，又同時修煉其他修行法，則陽氣更能迅速地產生，修煉的效果會更好。

呼吸法的歷史悠久，《莊子》便有仙人模仿動物呼吸的修行記載。

爲什麼強調呼吸法呢？因爲呼吸和吃飯以及性行爲不同，是不可中止的，它和人的生存息息相關，並且與自律神經系或內分泌系的控制也有密切的關聯。古時候的人，也因爲這個緣故，而非常重視呼吸法。開始修煉時，陽氣和身體的熱量關係較密切，可是隨著修行的深入，進而和呼吸有關，再而更和意識有關。而控制呼吸時，能引起自律神經系和內分泌系的高亢。

呼吸法和修行仙道的姿勢一樣，方法有很多種，可以任意選擇，但是有些呼吸法必須是修煉到某個程度時，才能做得到。

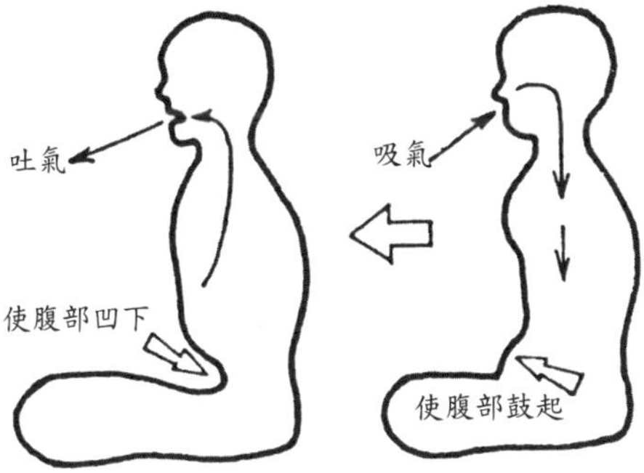

腹式呼吸

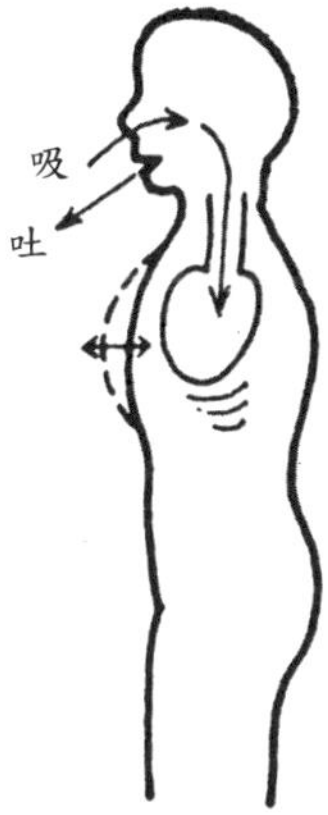

胸式呼吸

大致上，呼吸法分爲外呼吸和內呼吸兩種。外呼吸只限於維持身體的呼吸，又可分成好幾類，有些方法施行之後，對於身體的健康有促進作用。

內呼吸，除了維持身體的呼吸外，更能促使體內產生「氣」。換句話說，這種呼吸能將本來具有的潛在力量發揮出來。

首先，說明外呼吸。外呼吸別名體外呼吸，按許進忠仙人的說法，可分爲三類：

1.胸式呼吸　一名凡息。這種呼吸法是人與生俱來的能力，不必經過練習便會，也就是說，這是人日常生活中，所做的普通呼吸法，這種呼吸法的動作極淺，只使用到肺部而已，每分鐘次數皆增加時對於促進健康方面，仍無

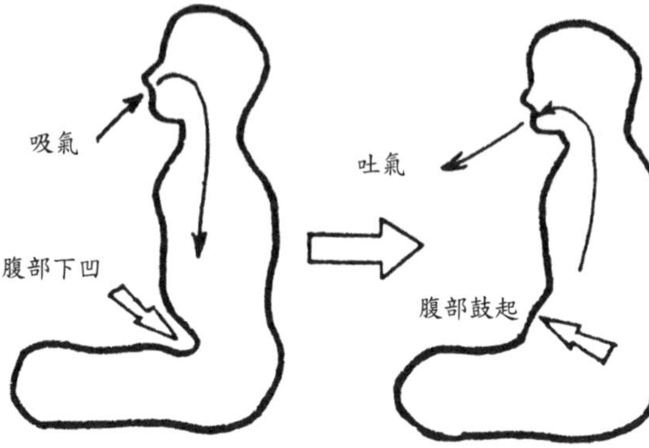

逆呼吸

益處。

2.腹式呼吸　又稱調息。吸氣時，儘量讓腹部鼓起，吐氣時才讓腹部下凹。每分鐘呼吸的次數，比胸式呼吸少，能使焦躁情緒緩和下來。

又腹式呼吸的呼吸量較多，能吸取較多的氧氣，對腹部的血液循環效果好，因此能增進、改良身體的健康。

3.逆呼吸　此法和腹式呼吸完全相反，吸氣時，反而將腹部鼓起。本呼吸法的優點是能強化腹部的肌肉和腹部耐力，不過練習久了之後，腹部會有凸出的傾向，姿勢上比較難看，而且這種呼吸法恰和內呼吸法的作法相反，作內呼吸時常有阻礙的感覺，對於「氣」發生的訓練，比較不適合，不過有益於健康，並可增強腹力，對於高血壓也有很大的治療效果。本呼吸又有人稱爲正呼吸法，不過仙道上只稱爲逆呼吸，這種名稱上的區別，請讀者加以留意。

內呼吸的作用在發生陽氣以煉丹。在初步的階段，可視爲外呼吸的延長，不過進入某種階段時，本呼吸可說完全和外界無關，進入好比是胎兒時期的呼吸。要點是停止呼吸，這種停止呼吸的動作，能夠維持長久而且很自然，便可以進入更深奧階層的呼吸法；反之，若很勉強的停止呼吸，就採窒息的動作。按許進忠仙人的說法，內呼吸可分爲以下四個階段。

1. 武息　又名武火呼吸，武火，即強火的意思。本呼吸是仙人修行的第一個階段，方法和外呼吸的腹式呼吸（調息）相似。呼吸時，集中意識，促使丹田能產生陽氣，唯一與腹式呼吸不同的是，在吸氣和吐氣之間，加入停止呼吸的動作，此時，集中意識於丹田。

依照吸氣和吐氣時間長短的比較，武息又分爲三種：

①吸氣吐氣長度相等的呼吸　本呼吸在丹田剛要發生陽氣時使用。

②吸氣短、吐氣長的呼吸　在陽氣升至頭部，將經由任脈使陽氣下降時使

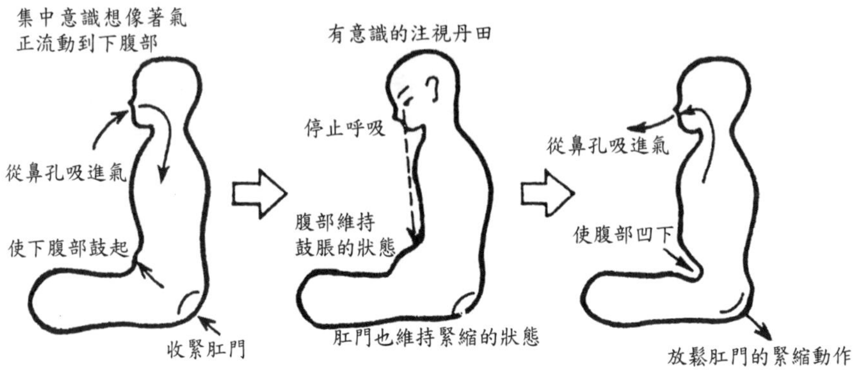

武息

用。

③吸氣長、吐氣短的呼吸　在陽氣從尾骶骨向頭部上升時使用。

2.文息　又名文火呼吸，文火即弱火。呼吸的方法和調息相似，不過本呼吸是在無意識之下進行。進行文息時，呼吸的方法如同腹式呼吸，腹部在無意識中作鼓起和凹下的調整，動作相當地微小，因此外觀上看不出是在呼吸。所謂溫養，亦即將陽氣停止於各個竅的作法。

武息階段修煉完之後，而能讓陽氣自由流動的人，有時候可以很自然地進入文息。

不過本呼吸要注意的是，所有的動作完全在無意識之下進行，若有意識地，即不是文息，而只是調息。

3.真息　本呼吸是種不用鼻或嘴的呼吸法，比起前兩個階段的做法較難。文息作了一段期間的溫養之後，便可以看見白色的光，不久，這個白光便開始旋轉，待煉出丹之後，呼吸呈停止狀態時，眞息的階段卽開始。

這種停止呼吸的狀態，並非眞正的停止呼吸，而是將文息的吐氣和吸氣長度拉長，進入幾乎沒有呼吸的狀態，所以說並不是突然地停止呼吸，因此也不會有疼痛的感覺出現。

4.胎息　是指如同在母胎裡的呼吸狀態，因而有胎息之稱。行本呼吸時，呼吸器官呈完全停止的狀態，以全身代替呼吸器官來吸收天地自然之氣。也許有人認爲這根本不合科學理論，以爲若是不做呼吸運動，便會死亡。可是，事實證明這個說法是不正確的。

筆者曾介紹過瑜伽高手可以數日停止呼吸的例子。理由是：修行仙道之後，人的體質卽產生變化，能夠藉著皮膚呼吸，來維持生命。練至小周天、煉丹（小藥）和採大藥之後的大周天程度的人，便是已能做到運用胎息的階段。

以上說明了外呼吸、內呼吸等各種呼吸法，在做這些訓練時，除了呼吸之外，陽氣也應加以妥善地溫養，否則便無法進入仙道更深一層的階段。有些人不需武息就能產生陽氣，這種人只需集中意識於丹田和泥丸之間，即能發生陽氣，因此可以省去武息階段的訓練，而直接進入文息，不過一般的修行者，尤其是不能發生陽氣和對陽氣無所感應的人，都應按照調息和武息的規定，由外呼吸進入內呼吸，依序進行。

連結俗人和仙人的呼吸法——調息

維持身體靜止片刻之後，便可發現自己的呼吸狀態，與其說是前、後擺動，倒不如說是上、下微微的活動著，這就是我們常稱的「凡息」。

凡息呼吸的肺活量並不大，吸入的空氣也不多，並且馬上又緩緩地將氣吐出，對於健康並無多大的影響，因此與「氣」扯不上關係。不過凡息的好處是污濁的空氣不會在體內囤積，站在空氣污染的觀點來看，這種呼吸法也有它的可採之處，不過這種呼吸又淺又短，對人體健康並無多大益處。

因此，筆者不贊成仙道採取這種呼吸法，然而這是日常生活所不可缺的呼吸法，所以也不可排除它而不用。

修行仙道的人，除了凡息之外，最好再採取另一種呼吸法，互相輔助，截長補短。譬如：在污染的環境中，應以凡息爲主，調息爲副；而空氣新鮮的地方，則以調息爲主，凡息爲副。調息運行時，胸腔擴大，橫膈膜降低，而肺的活動量相當大，實非凡息所能比擬。又因爲呼吸進行緩慢的緣故，氧氣吸收量足足有凡息的二～三倍，但是若在空氣汙染的地方行調息時，所吸入的污濁空氣，同樣地也有凡息的二～三倍，可見環境的選擇相當重要，必要時應暫離都市，到市郊附近等空氣新鮮的地方。

施行調息時，除了能吸收大量的氧氣之外，也有運動腹部的功能，要不然腹肌若是軟弱鬆弛時，身體便虛弱患病，而血液流通受阻，陽氣便無法通過。

將這種吸氣腹部鼓脹而吐氣腹部下凹的動作，反覆地練習熟練化之後，在訓練的同時，便可配合肛門括約肌緊縮訓練，然後逐漸地將氣和吐氣的時間拉長。

調息的詳細做法如下：

吸氣　鼻孔緩慢吸進氣的同時，下腹部逐漸鼓起，肛門的括約肌也逐漸緊縮（收縮），這時集中意識於這些動作，腦中想像著天地之氣隨著空氣，進入鼻孔，而引導至下腹部。

吐氣　從鼻孔吐氣也可以，不過從嘴中吐氣的效果比較好。徐徐地將氣吐出，並且讓下腹部逐漸凹下，而肛門的括約肌也同時放鬆（可以一下子放鬆），這時腦中想像著體內的污濁之氣，也隨著吐氣而排出體外。

無論吐氣或是吸氣，初練習時只需做五秒鐘即可，但較熟練時候，則需延長至十秒鐘，已習慣之後，則拉長爲十五秒鐘，這時的效果不會比運動所得效果差。若能超過十五秒鐘，效果更佳。不過另有一種作法是使吐氣的時間超過吸氣的時間，譬如吸氣十五秒鐘，吐氣三十秒鐘的配合。

最近科學家才證實調息確實很有效果。他們指出吐氣能使副交感神經亢進，而吸氣則有使交感神經亢進的效果。因此頭痛、失眠、血壓亢進、呼吸急促、心臟悸動、疲勞過度、血液酸性化等，凡是陽離子所引起的不適，只要在吐氣方面多下點工夫，便可治癒。

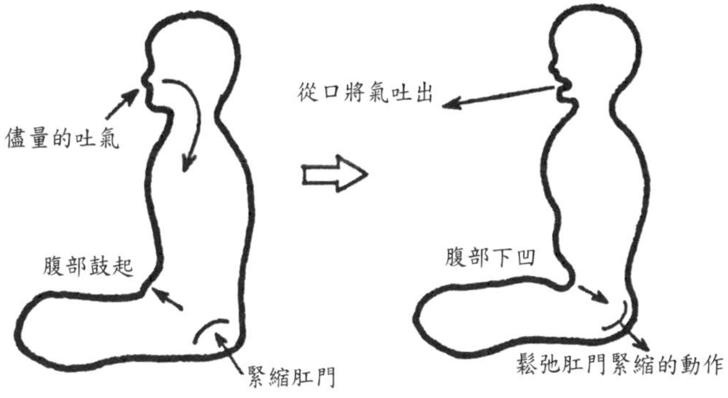

調息

相反地，若覺得體力不濟、昏昏沉沉地、頭腦不清晰、做什麼事都缺乏活力和積極性等症狀時，只需加強調息中的吸氣，便可去除那些不舒服的現象。

交感神經亢進或陽離子太多的人，吸氣要短，大概二至三秒鐘，而吐氣則要延長，譬如十五秒鐘的程度，同時吸氣時不必集中意識，只需在吐氣時候下意識地加強下腹部即可。

屬於副交感神經亢進或陰離子過多時，方法恰好相反，吸氣時，需集中意識，下腹部用力；吐氣時，下腹部放鬆，不用集中意識。

依筆者的親身體驗，身體有點熱感或興奮狀態時，將吐氣拉長確實很有效果，可是，若是正常狀態也加長吐氣，反而使身體覺得寒冷。

調息練習，若能達到自然地將吐氣和吸氣超過三十秒鐘的人，便可進入下階段的武息訓練。

呼吸法的環境

在進入武息修煉法之前，爲了使仙道的修行進展更快速，在此先介紹一些有關方面的注意要項，首先討論環境的問題。

修行中若常常有人在你的身前身後走動時，氣便會受到干擾，而且意識也無法集中，因此室內修行注意要項是：

一、修行的房間必需安靜，絕對禁止有人到處走動。

二、修行的房間不可太冷或太熱，照明也應適當。房間最好有通風設置或暖氣設備，但所謂通風，並不是指窗戶全要打開，因爲如此反而會使氣受到外界氣流的影響，而變得散漫；照明方面，只需將窗簾稍爲拉開，有點光亮卽可。

這時絕對避免使用抽風機或電扇，以防止感冒。

進行訓練時容易流汗，因此冬季時，最好上半身披件毛毯，其他季節則不必如此，儘可能換上乾燥的內衣褲，防止身體冷卻時，受到風寒。

另有一些瑣碎的注意事項：修行前必需先上廁所，在修行中流汗時，不要動手去擦，以免分散集中力，期使能摒除一切雜念，修行仙道才有效果。

調息或武息當中，若是肌肉顯得緊張、腹部和背部有疼痛出現時，不要去理會。因爲這只不過是一些平日所隱藏的壞因子，被騷擾時的情況而已。

就好比中醫方面，病癒前所服下的特效藥必需先和潛在的病因，作一番搏鬪一般。若是疼痛和緊張狀態長時間無法消除時，便暫時採用吸氣長、吐氣短的調息，將括約肌放鬆，意識也不用集中，待疼痛消失時，再恢復武息操練，但是，身體帶有外傷的人，最好不要採用調息，只做集中意識發生陽氣的訓練即可。

修行中碰到有情緒焦躁、不穩定的狀態時，大概毛病都出在煩人的考試、無奈的人際關係、工作負荷、疲勞過度或陽離子過多等，這時最好休息一會兒，睡睡午覺或到戶外走一走，等體力恢復之後，再重新開始練習。

意識的集中及五感的控制

爲了避免修行中受到外界的干擾，所以修行的時候，最好將眼輕輕地闔上，使心情放鬆，眼皮闔上時不要太用力，否則容易頭痛。

修行時，耳朵縱使聽到聲響，也不可塞住，儘量不加理會，將它當成與自己無關。

嘴巴若一直開著，容易使人誤以爲是白痴。因此修行時，除了吐氣，嘴巴都閉著。並且將舌頭抵住上牙床的內側，因爲督脈和任脈的路線，到嘴巴時便告一段落。將舌頭固定，此兩脈才能連繫，氣的迴路也不會中斷。

舌頭抵住上牙床內側時，口腔自然會分泌唾液，陽氣的發生量愈多時，唾液也分泌愈多，仙道稱唾液爲「津液」，認爲津液是「氣」的液化體。

醫學方面的觀點是：唾液爲內分泌線受到刺激時所產生的，又因爲唾液是唾液腺荷爾蒙（**parotin**）的原料，所以必須將唾液吞入腹內，同時又指出唾液腺荷爾蒙其實也是長生不老的藥劑之一。

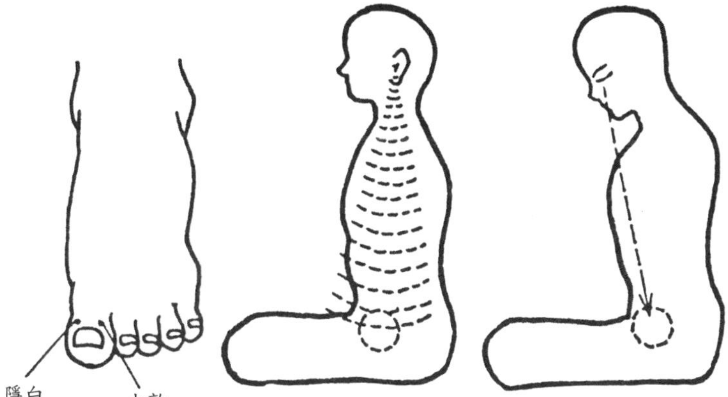

返聽法　　內視法

在此所要介紹的意識集中法分有兩種，一種是使用眼睛，稱爲內視法。另一種是使用耳朵，稱爲返聽法。

1.內視法　眼睛輕輕地閉起，下意識地以閉起的眼睛注視丹田部位，或是腹部內部。

此項練習分成三部分，吸氣時，背部挺起，頭部平擺；停息時，頭部低垂，集中意識於腹部，下意識地用閉起的眼睛注視丹田部位；吐氣時，恢復頭部平擺的姿勢，而背部一直保持挺直，眼睛仍然閉著，當然，這訓練中所指以眼睛「看」丹田部位的意思，並不是用眼睛去看，而是用意識去看。

2.返聽法　在腦中想要以耳朵探測出丹田所發出的聲音，當然丹田實際上是不會發出什麼聲音的，縱使聽到有某種聲響，那只是氣體在腸胃裡面移動所發出的聲音，仙道進行此項訓練的用意，只是在於使意識能集中於丹田。

內視法和返聽法可以單獨使用，也可以兩者併用。訓練中除了集中意識之外，在腦中也要行使「視覺」和「聽覺」。

有些人將呼吸法所採用的數數字和算秒數也應用到內視法和返聽法，結果發現，開始時非常有效，但熟練之後，反而覺得意識無法集中。

當發生這種情形時，只要咬緊上下牙齒，便可使精神覺醒、意識集中，同時應注意，口腔所分泌的唾液，需分成幾次緩緩吞下腹中，如此經幾次訓練之後，精神才能穩定，而不會有不自在的感覺出現。

若在修行途中，忽然憶起某一位漂亮小姐的倩影時，也不要中斷訓練，將意識集中於印堂或膻中，待雜念除去之後，才回復集中意識於丹田。

假使集中意識於上列所介紹的部位之後，情緒仍然焦躁時，那麼改將意識集中於腳底的湧泉，或腳部大拇趾上，因爲腳拇趾有隱白、大敦兩穴道，都有鎮靜緊張情緒的作用。

以武息發生陽氣

進行調息訓練時，每分鐘的呼吸次數愈少，下腹部的肌肉愈強化，全身也愈有活力。對於低血壓和身體孱弱的人非常適合，的確能發揮穩定情緒和增強活力的效果，但調息和逆呼吸一樣都不能產生陽氣，只能鍛鍊下腹部的肌肉，大概是力量太弱的緣故。

仙道爲了改善這個缺點，便擷取兩種訓練法的長處，編出一套新的訓練法，稱爲「武息」。武息和前兩者的差別在於：若只採用調息和逆呼吸時，必須花好幾年的時間，才能產生陽氣；而採用武息，則只需花幾個月的時間，便能產生陽氣。

武息的訓練和調息很相似，不過多出一種「停氣」的訓練。停氣不但能加強吐氣和吸氣的功效，同時也能使流動的陽氣隨意停止在某個部位。譬如：集中意識於丹田便需利用到停氣的訓練。

武息的訓練方法，詳細分析如下：

1.吸氣　和調息訓練一樣，必須集中意識，從鼻孔吸進氣，下意識地將氣降到下腹部，同時，將下腹部鼓起，肛門緊縮。關於吸氣的方法，並不是一下子吸進一大口氣，而是心中數著一、二、三……，然後配合這種速度，將氣吸入，吸氣時必須用力，最好到能聽見聲音的程度。

隨著氣的吸入，上半身也隨之緩慢地前傾，如此陽氣才能迅速地發生。在這個階段中，佐以內視法和返聽法同時進行也可以。

2.停氣　為了區別於調息，吸氣之後並不做吐氣的動作，而暫時保持不呼吸的狀態。因此鼓起的下腹部、收緊的肛門、前傾的上半身……等，仍然保持原狀。雖然是不呼吸，心中仍以同樣的速度數著一、二、三，這時若同時採用內視法和返聽法時，效果比吸氣時所作的內、返法所得的還好。

3.吐氣　和調息中的吐氣相似，不過不是用嘴吐氣，而是用鼻孔吐氣。吐氣的同時，使腹部凹下、肛門放鬆、上半身逐漸地配合著吸氣的速度，逐漸地挺直：當然，做此訓練時，心中仍然數著一、二、三……，體內的氣和鼓起的腹部也隨著這種速度，而慢慢地鼓出或凹下，不過肛門可以一下子放鬆。

心中所數的次數，開始練習時，吸氣、停氣和吐氣各數到五，熟練之後才可延長爲十，或者是十五。

一氣和一氣之間，大概是一秒鐘或一秒鐘以下都可以，不過應注意的是，間隔必須相等並具有規則性，否則第一次間隔一・二秒，第二次間隔〇・八秒，吸氣和吐氣便會混亂。

有些人集中意識停氣於丹田時，卻很難使陽氣發生，尤其是患重病和年紀大的人，由於體力不足，丹田無力的關係，這種傾向更是明顯。這種人最好將意識集中於會陰，使熱感集中於肛門一帶，不過是那一種，只要做得好，便能使陽氣上升。但是缺點爲在這些部位所產生的陽氣，上升到丹田時卽很容易消逝，因此肛門必須隨時緊縮，避免陽氣從陰莖和腳部外流。

此外，也有人將意識集中於腰部的命門，或胸部的膻中，不過這些方法都不適用於武息，還是使用武火呼吸以及不需意識集中的文火呼吸，如此對於修行才有好處。

練習武息的初期，腳容易麻痺，呼吸也容易混亂。所以做十分鐘左右便應該休息，等到熟練之後，修行的時間便可逐漸延長爲一小時，而且最好是每天在特定的時刻做練習。

白天最好的修行時刻是早晨起床之後的三十分鐘，晚上最好的修行時刻是，下午五點至七點之間。因爲武息是一種興奮性的呼吸運動，若是睡覺之前作武息，無法立刻平靜的入睡，而影響到睡眠。施行武息時，腹部運動太激烈，因此用餐之後二～三個小時內，最好禁止練習。

在公司上班的人練習時間很難安排，只能選擇中午休息的時間（當然必須在午餐之前），或晚上九點至十點之間，或早上起床後的二十分鐘至三十分鐘，每次大概只做十五分鐘即可，然後上班的途中再做下腹部強化和肛門括約肌緊縮的訓練。假日時間比較充裕，可以從容地做一個小時的武息訓練，或者久一點，不過這也要考慮到個人的精力問題。

練習武息之前，最好像運動一樣，必須先做暖身體操。譬如：調息、背的三關調整法、下腹部強化訓練……等，如此一來練習時，身體才能靈活。

做完武息時，情緒還相當激動，不可馬上起身，應該將上下牙齒緊咬幾次，將分泌出來的唾液分幾次吞下，待情緒穩定之後，再站起來，這樣子陽氣才不會很快便消逝，下次做練習時，也能夠很快地使陽氣集中。在練習當中，若覺得腳部麻痺，只要在腳掌做腳部按摩即可。

關於神經質或不適於靜坐的人，必須強化自己的氣，和施行冥想法，待緊張感消除之後，才進入武息訓練。至於修行時的坐法，前面已介紹過，只要選擇適合於自己的姿勢即可。

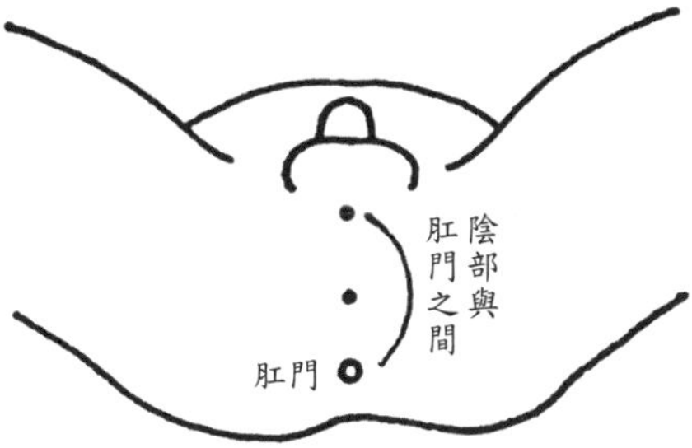

會陰

在外呼吸和內呼吸一節中，曾介紹過武息分有三種：吸氣和吐氣均等、吸氣長吐氣短、吸氣短吐氣長。這三種呼吸法和陽氣動態有很大的關聯。因此，在第七章「成爲仙人的體系訓練——小周天」中，將配合小周天，再作討論。

下腹部受傷時，最好不做武息的練習。練習武息而生理會變得不規則的人，以及神經太敏感，即使不施行武息也能感覺到氣或運氣的人，請分別參閱本章下節「無意義的呼吸——文息」及「仙女學入門」。

無意識的呼吸——文息

武息雖然困難，但只要熟練之後，並沒有什麼困難可言，而文息則不同，若是陽氣未發生，則無法進入文息的階段，儘管意識已集中，但那也只不過是調息的一種，因爲兩者都有吸氣、吐氣和下腹部的運動。

文息和武息的差異在於：文息沒有停氣動作。

文息和調息的差異在於：是否有意識的集中。

如此說來，文息是否絕對做不到呢？也未必見得。將意識集中於下半身，使整個人置身於似清醒又似昏睡的冥想狀態，卽使是未練習過武息的人，也可以辦得到。禪的高僧卽經常行此呼吸法。這種呼吸法的要點是：只要控制好大腦皮質。

由於生理關係，無法做武息練習，但對氣已有感覺的人，最好採用文息。按常理，文息本需練習武息已到某種階段之後，才能採用的，不過並不僅限於武息這個途徑，只要意識集中的程度，不比武息時弱，卽可進入文息。

文息除了講求情緒穩定，以及精神集中之外，還重視呼吸方面。若是呼吸的聲音，像一條黑豬鬆開鼻孔呼呼作響，便會影響到文息的進行。

文息的呼吸方法，和調息很相似，但是不必緊縮肛門，和調息相異之處是：不必集中意識。換句話說，下腹部輕鬆地鼓起和凹下，只要施行時能意識到下半身卽可。而集中意識下所行的文息，一般稱爲「武火文息」。

文息的意識集中於丹田、氣海、命門、會陰、膻中……等部位時，體內便有熱的感覺。不過有些人則是將意識集中於尾骶骨。

半文息和武息不同，若是身體有不適或是內臟方面有毛病時，半文息是一方面做呼吸訓練，一方面也做病理治療。因此常配合其他訓練同時進行。譬如：以背的三關調整法和脊椎骨指壓法，治療背骨的彎曲和肌肉的緊張……等。至於內臟的毛病，只要集中意識卽可治好。

意識集中的訓練有好幾種，譬如，在一張白紙畫個黑圈，然後目不轉睛地注視此黑圈。又譬如：坐汽車時，站在一個人的後面，然後集中精神，心中唸著：「請看這邊。」若是他果眞回頭看，就表示你的練習已經成功。不過做後者訓練時，千萬別站在實驗人的前面，否則會被誤爲壞人。

另有一種集中意識的訓練是：眼睛凝視手掌的訓練法。

首先，只用一眼凝視手掌，一直到感覺有熱感或氣發生時，才換成以兩眼凝視手掌，一直做到也能感覺到熱感或氣的發生時才停止。只要能成功，那麼想把陽氣集中於穴道的訓練，也不難做到。不過這種訓練所產生的陽氣有限，到時只能以服強精劑或行房中術來補足精力。

陽氣發生的程度和文息的熟練程度成正比，並隨著陽氣的增加，身體的感覺也愈舒暢。同時呼吸也逐漸地變爲更深、更安靜。

文息的目的本在溫養身體。所謂溫養，是指由武息所發生的陽氣，經由督脈、任脈環繞身體一周之後，爲了加強陽氣而集中意識於丹田、脊椎、泥丸、膻中等部位的意思。因此，訓練到某程度之後，便逐漸地不採用武息。換句話說，這段期間的一切訓練，包括從陽氣的產生到小周天的訓練，都依賴文息呼吸法。

接著文息之後的眞息和胎息，無法以筆墨詳盡說明。修行者唯有不斷的修行才能體驗得到，而且也唯有了解眞息和胎息的人，才能成爲完完全全的仙人！

仙女學入門

參閱本書《仙人成仙術》的修行者，幾乎是男性，女性讀者甚少。因此或許有些讀者感到奇怪，何以本書僅介紹男性的修煉法？那是因爲筆者認爲既然女性對修行沒有興趣，故不加以介紹。

不過，漸漸地也有少數的女性，對修行有興趣，因此筆者在此特別加入「仙女學入門」一節，專門介紹女性方面的修煉法。

老實說，女性才是最需要仙道的人，因爲女性的神經系統和荷爾蒙的機能較不穩定，運動量又少，比較容易使毒素蓄積體內。精神構造上比男性差，性慾比男性強，身體大多較虛弱，久而久之，容易引起疾病。

雖然女性的身體構造比男性差，但在某些機能的條件，大致上比男性好，不過這種良好狀況只限於出生到生理期間開始前的期間內，在這段期間裡，體力上，跑、跳能力以及精神狀況都比男性佳。

可是在生理期開始，卽荷爾蒙發生作用之後，情況便改觀了。雖然由性能力和懷孕，女性的身體比男性高一級，但同時也產生許多缺點。譬如：由於荷爾蒙的作用，女性的活力便比男性差多了。因而女性在肉體上和精神上都無法發揮威力。

而這一節所介紹的仙女學，爲的是要改進這些生理上的缺點，使體力能恢復到少女時的狀況，並且連帶地胸部的豐隆以及生理現象也會消失，此爲兩大特色。

不過，這是指完全進入仙女的狀況，只適合輩子修行和悟道的女性。但這究竟只是少數，對於大部分人來說，只要修煉至接近仙女的階段卽可。相當於從生理期間開始到十九歲之間的狀態，而這段期間也是女性最美的時刻。

仙女學的第二目標卽在追求這種美好的狀態能夠維持長久。若想使青春永駐，必需安定神經系統和內分泌系統。

從另一個觀點來說，仙女學所追求的是能夠單純地生存在這個人間。但是女性比男性更關心別人對她的看法，她們所追求的是美麗和愛情。因此女性對於仙女學，總不免有些失望和空虛感。

關於作法方面，仙女學的內容和男性修行的內容，實質上並無差別，僅在生理方面有所區分。

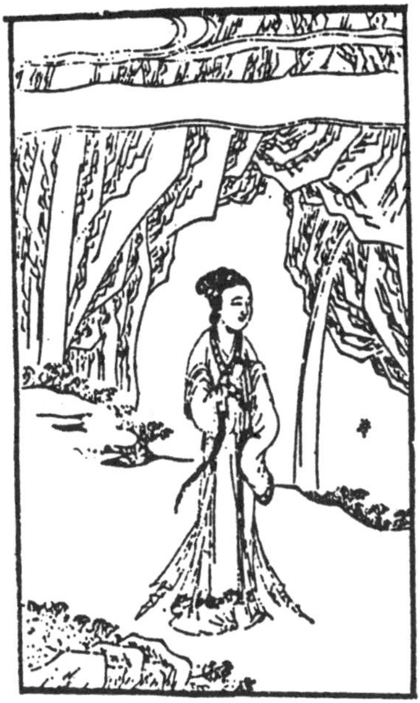

仙女像（太玄女）

首先介紹呼吸法。女性練習「武息」、或「半文息」、或「武火文息」皆可，但是行武息而導致生理現象不規則時，最好改換爲半文息。而意識集中的部位，大致在丹田到氣海、關元穴道之間的皮膚表面，但重病和年紀大的修行者，則將意識集中於子宮的入口處（即陰部），而不是會陰竅。

若放任產生的陽氣，到處流動不加以控制，性慾便會高亢，有時甚至引起生理不規則的狀態，因此，陽氣發生之後，最好馬上送至尾骶骨。所以修行一開始，便集中意識於尾骶骨的人也沒什麼錯。

女性背部彎曲的人比男性多，所以很難使陽氣經由背骨直線上升，只能沿著表面肌肉使陽氣上升，關於這方面請參照「背的三關調整法」一節。

一般來說，女性比較神經質，對氣的感覺較敏銳。又因荷爾蒙作用容易造成情緒的不穩定，可以說是一種異常狀態，但反而可以善加利用。這是女性比男性更佔優勢之處。女性只要將意識集中於命門或夾脊，很快地「氣」（非陽氣）便會產生，並沿著背骨而上升。

筆者有一次到某護理學校，教授一些女性作小周天，我所教授的呼吸法是半文息以及文息，大部分學生只需十四、十五天的時間，便能將陽氣提升到頭部，有些女性將意識集中於氣海時，則只需幾天時間，氣便能沿著夾脊而上升。

據有些人說，幾天之後，頭部好像有電氣一般的東西縈繞在其中，致使每晚都睡不著。經過一番調查之後，才發現她們並不是下意識地使氣上升，而是無意識地將氣提升到頭部，經過糾正之後，她們便改作將意識集中於頭部某一部分，然後將氣集中上升，如此便不再有睡不著的情形發生。

有些女性靈能相當高，甚至能看見幽靈。

集中意識於膻中的修行法，屬於較正軌的修煉。據說若能使陽氣在胸部膻中竅發生，胸部的豐滿和生理期便會消失，換句話說，體質便能回復到生理期開始前的少女狀態。但是這種修行法往往爲社會大衆所指責，因此我從未教導過這種修行法，不過並不影響這種修行法的存在。

集中意識於膻中的修行法，最主要的作用在控制胸腺荷爾蒙，只要能使荷爾蒙的活動在控制之下，便可達到「仙女」的狀態，此時的呼吸法採用文息。又因爲女性胸部是血液容易集中的地方，因此除了膻中修行法之外，也可在此部位作陽氣發生的訓練。

關於在胸部發生陽氣的訓練，在此扼要的說明以做參考：

首先兩手合掌或距離一～二公分，放鬆心情，集中意識於手掌，使陽氣發生，然後下意識地使氣流經兩手臂，進入胸部的膻中，如此便能很簡單地使陽氣發生在胸部。陽氣集中到某個程度之後，便有熱感產生，這時可以將陽氣經由丹田、會陰運送至尾骶骨，此時的呼吸法採用半文息、調息或不正規的呼吸法皆可。

男性不妨也試一試這種訓練，也許能使氣的收集更簡單些。

男性的修行者，最好傳授自己的太太，除了膻中發生氣以外的修行訓練，如此夫妻都能長壽百命，過著仙人的生活，另一個理由是要避免兩人程度差異太遠，而影響修行。不過對於惡妻，教不教導則隨你的自由。

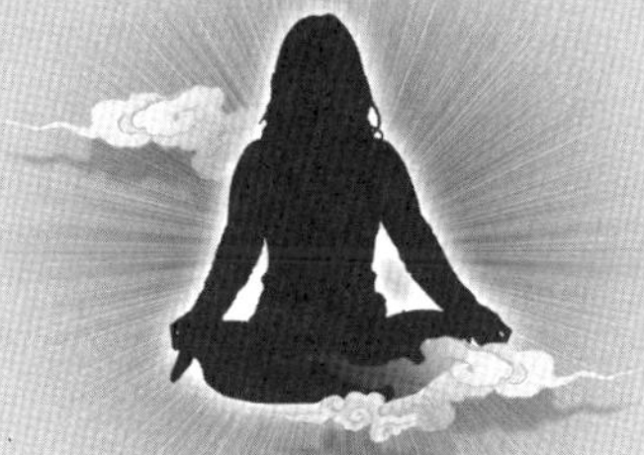

第七章

仙人體系訓練——小周天

小周天的生理學

自古以來，禪或武道都很重視呼吸，因爲呼吸能鍛鍊丹田，而導引出某種能力。仙道同樣地也很重視呼吸法，除此之外，對於氣的感覺以及運行也很重視。仙道方面，氣的流動路線是：讓氣從分佈於全身經絡的督脈和任脈流過，使其由身體背部流向前部軀幹，繞行一周，這種修行法仙道稱爲「小周天」，這也是仙道獨特的修行法。瑜伽術並無這種修行法。

不過在瑜伽術中有一種訓練和仙道中的大周天很相似，但是這種訓練很少有人做得到，卽使能做到，也需花費相當久的時間。和大周天比較起來，小周天還算是很簡單的，只要肯下工夫練習，雖然有學習能力強弱的差別，但每個人終究都有成功的一天。

小周天雖然簡單，但和呼吸法及禪比較時，小周天的內容還深奧許多。若將禪比作是俗人的修行，將大周天比作是仙人的修行，則小周天恰好介於兩者之間。也就是說，小周天的訓練不會太難，也不會太簡單，最簡單的部分就和有健身作用的呼吸法差不多，而最難的部分，就像悟道的境界，不容易做得到，由此可見，小周天的內容是相當廣泛的。

小周天的大概修煉情形如下：使武息所產生的陽氣，流經經絡中的奇經八脈。關於經絡的分類，請看下頁表的說明，在此首先介紹奇經八脈。

人的身體共有十二個正脈，時常有氣流動著。這十二正脈像布的紋路一般，成直線排列。大致上由手的太陰及肺經開始，流向腳部的厥陰及肝經，再返回到肺經以肺經爲終點，也可以說是氣的循環路線。氣卽是沿著正脈，做上下方向的流動，因此正脈又稱爲經。彼此之間以絡的支線來連繫。

十二正經又有八個輔助性的經，當十二正經發生異常時，或是氣達到飽和時，這八經便能擔任疏導的工作，又因爲平常沒有氣流動的緣故，所以稱爲奇經八脈。所謂「奇」，是指「不是普通的」、「和平常不一樣」的意思。

奇經共分有八條路線：背骨上的督脈，經過身體前面正中央的任脈、以肚臍和腰爲支點繞行腰部一周的帶脈，從下腹部開始有複雜的支線流向胸部、腳部、背骨的衝脈，通過腿部內側的陰蹻脈，通過腿部外側的陽蹻脈，從腿部開

- 經絡
  - 主體部
    - 經脈
      - 十二經脈（正脈）—經過肌肉而以穴道與外界連繫
      - 十二經別—正脈的補足
      - 奇經八脈—正脈是獨立的經脈，其無法在此流動
    - 絡脈
      - 十五絡脈—連接正脈和奇經的主要支線
      - 絡脈—十五絡以外的支線
      - 孫脈—相當於血液流動的微血管支線
  - 連屬部
    - 內屬
      - 臟腑—與十二正脈連繫
        五臟六腑（內臟）之意
    - 外連
      - 十二經絡—與十二正脈有關係的皮膚與肌肉
        （立體的）
      - 十二皮部—與十二正脈有關係的皮膚
        （平面的）

奇經八脈

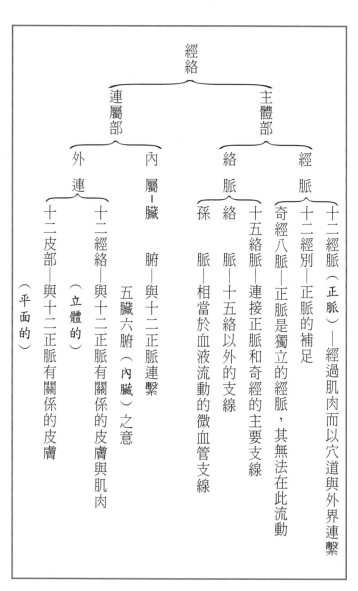

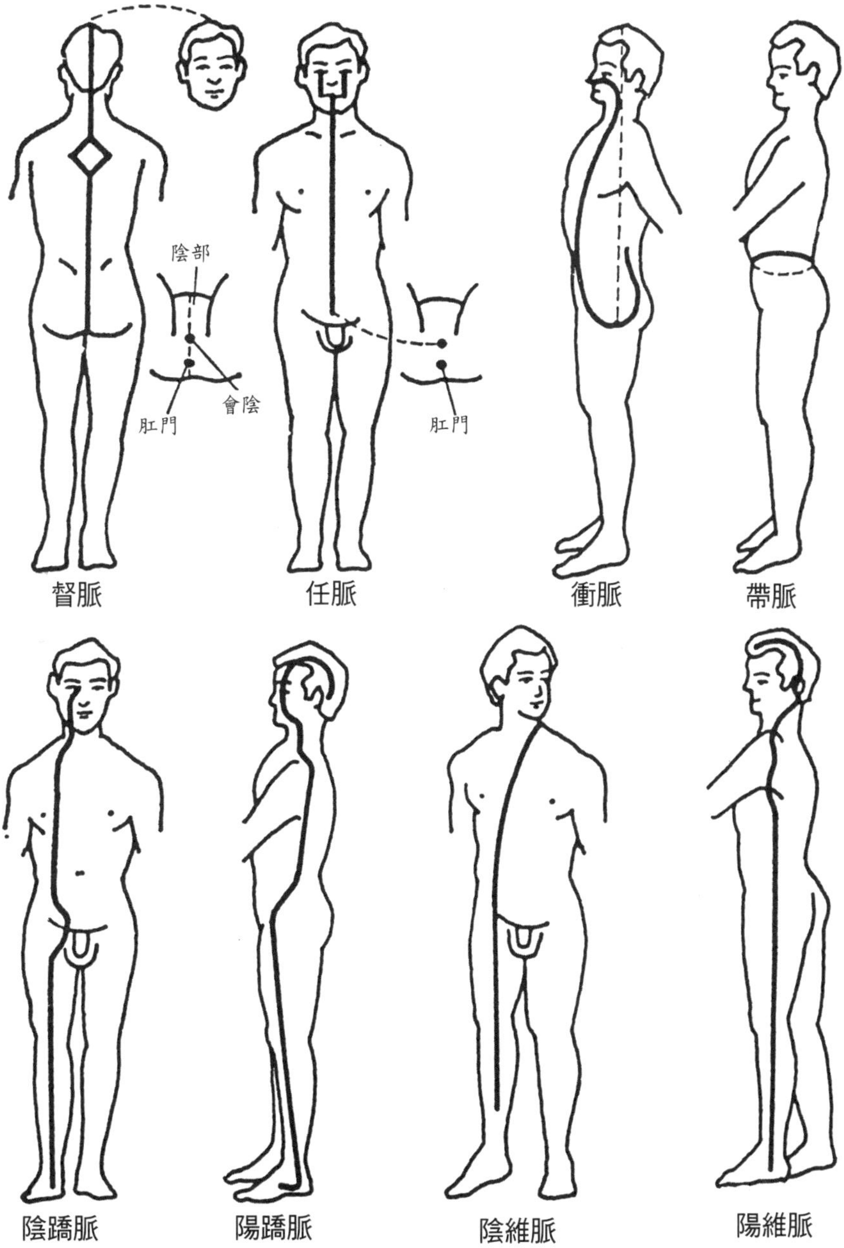
陰部
會陰
肛門
肛門
督脈
任脈
衝脈
帶脈
陰蹻脈
陽蹻脈
陰維脈
陽維脈

始和各種經絡都有連繫而直分佈到頭部和脖子的陰維脈和陽維脈等。

經絡的用途，到現在仍有些部分不為世人所知。有人認為經絡是人類還在母胎時，先天之氣的流動路線。先天之氣和後天之氣不同，後天之氣需要呼吸（天之氣）和食物（地之氣）的補給，而先天之氣，是與生俱有的流動於身體的氣，是生命的原動力，只能以「氣」來補給。

中醫認為其存在於腎臟。當先天之氣形成的時候，便能產生一種超能力，也會有熱感。綜合以上幾種特性來看，先天之氣運行的狀態和仙道中的大周天以及相似於大周天的瑜伽術相當。

小周天的修行法是：將後天所產生的陽氣，流過十二正脈和六個奇經，以製造含有生命能量的塊狀物——丹。丹，又稱為小藥，可治各種疑難雜症，不過最主要的功能在於使先天之氣覺醒，期使先天之氣產生具有強大能量的大藥之丹。

仙道認為大藥和小藥是，集中意識後內分泌系統所產生的光和人體能量的混合物。而瑜伽方面，則認為只能產生光輪。集中意識控制內分泌系統之所以能看到光的理由是：內分泌系統刺激間腦的視床下部所產生的。由此可知，視神經也會受到影響，不過至今仍未有醫學上的證明。

不管行小周天的用意是製造小藥，或從小藥製造大藥，修行的時候，都必需集中意識於任、督兩脈上的個竅。

在前面曾介紹過，竅是陽氣通行的中止、滯留處。按仙道的說法，出生之後先天之氣不流動或竅不常使用時，竅便會塞住，而青年朋友，尤其是十二～十三歲之間，性能量旺盛的時候，也會有這種情形出現。

現在便從陽氣通過的順序來討論竅的排列。首先討論督脈。督脈上有：尾骶骨的尾閭、腰的夾脊、脖子後面的玉枕、頭頂百會穴道之下的泥丸、眉間的印堂等。此外，有些人在腰部的命門、背上的大椎，本來只當作是穴道，必要時也可成為竅，關於此點請參閱「背的三關調整法」一節中的說明。

任脈所流經的竅如下：胸部乳頭間的膻中、肚臍和心窩之間的黃庭、肚臍深處的丹田、性器官和肛門之間的會陰等。

表面上看來，竅和穴道並無兩樣，但仔細地研究便發覺兩者並不相同。

理由如下：針對竅長久集中意識的目的，在使竅附近的神經系統和內分泌系

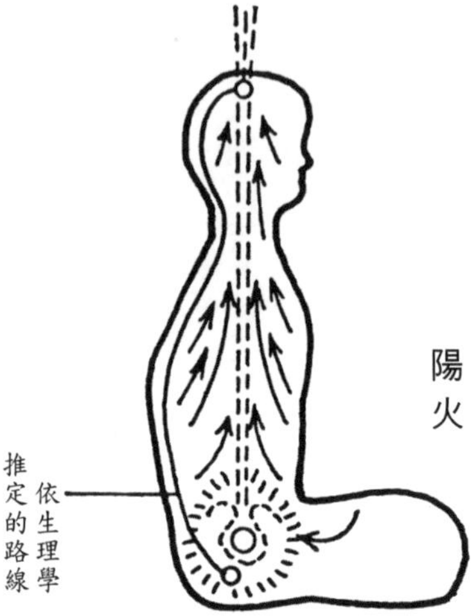

大周天（先天之氣的發動）

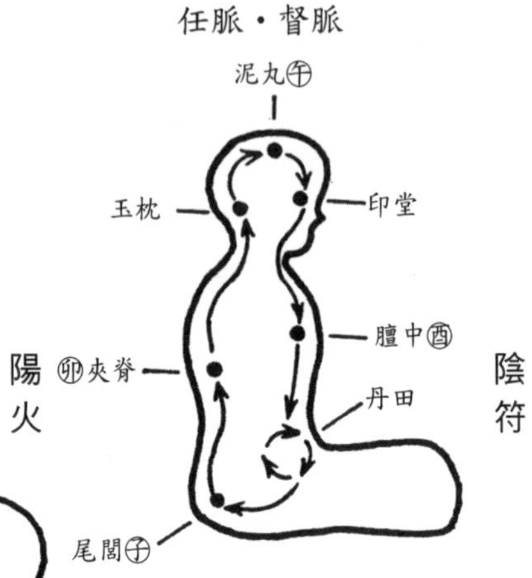

小周天

統發生活潑現象並使它在控制之下進行。小周天煉小藥和大藥時所發出的光，便是內分泌腺所產生的光，與瑜伽的查克拉作用相同。

換句話說，使竅流通的意思，並非除去任、督二脈的阻塞物，而是使竅附近更深處的內分泌系統、自律神經系統等大腦無法控制或使它活動的器官，能隨著意識而活動。同樣地，有關部分的肌肉和體液，若是集中意識加以訓練，也能讓這些部位在大腦的支配之下自由的活動，終於控制本體的階段。

由此可見，竅阻塞並非指穴孔被塞住，而是竅附近的內分泌系、自律神經系以及有關的肌肉和皮膚組織退化的意思。

總之，修行仙道時，小周天將性慾當成是一種熱能的來源，集中意識地將它轉換爲陽氣，然後再運行流轉於任、督二脈之中。

綜合言之，人在未出世以前，亦即並非使用嘴或是鼻子來呼吸的時候，任、督兩脈之中，早已存有先天之氣。任、督二脈在主司人體機能的自律神經系統或內分泌系統等重要的場所排列著。

開始修煉仙道時，能夠靠著熱和力使陽氣恢復到先天之氣流動時的狀態。不久自律神經和內分泌系統改變爲能隨意支配的器官，最後，期使潛伏在人體的能力能夠引導出來，而至把握宇宙之氣的階段，也可以說已進入聖人的境地。不過再怎麼說，還是得從基礎的小周天做起。

氣的各種循環法

中國仙道學家所採行的小周天，名聲早已遠播世界各個角落。方法是：使陽氣由督脈升高，然後從任脈降下。修煉的理由是：因爲竅和自律神經、內分泌系統活動有關聯的緣故，而這已在前節介紹過。倘若任陽氣隨意流動於全身其他部位，陽氣便無法強化，只有下意識地讓陽氣流動於任、督兩脈時，其他的陽氣才能隨之而匯集此處，以產生力量。

接著小周天之後，使陽氣自由自在地流動到其他肌肉（Muscle）部位，而至充滿於全身的狀態，稱爲「全身周天」，或稱爲「大周天」（不過與真正的大周天有異）。

進入全身周天階段，則每當意識集中於某一個部位時，陽氣便能隨之匯集。若意識集中於竅時，「氣」便因陽氣的集中，而產生一股很強的力，足以煉成丹。而仙道稱這種丹爲「小藥」，具治療一切病症的效果。

介紹至此，我相信讀者已能了解施行小周天之目的有二：第一，使陽氣能送到意識所指定的身體部位；第二，爲了煉丹。

達成這兩個目的之途徑，並非僅限於小周天一途，除了小周天之外，仍有許多修行的方法，古代的仙道書，早已有這一類的記載，其中都是有關於氣的循環方法。

舉例來說，有一種修行法是：以肚臍爲中心，在腹部鼓起或凹下的動作中，使氣流轉身體一周，然後又回到腹部。另有一種修行是：將陽氣集中於下腹部，使陽氣送到腳拇趾，然後又收回來。

尚有一種修行法，稱爲「左右旋轉法」，方法是：在膻中或腹部使陽氣發生，然後使陽氣向左側或右側流轉，循環一周又繞回原處。筆者在前幾章中，曾介紹過一種讓氣發生在患部或較虛弱部位，以矯治病症的修行法，也是屬於這些古籍所記載的循環法之一。此外另有一種並不亞於小周天的修行法，這種修行法稱爲「中脈法」。

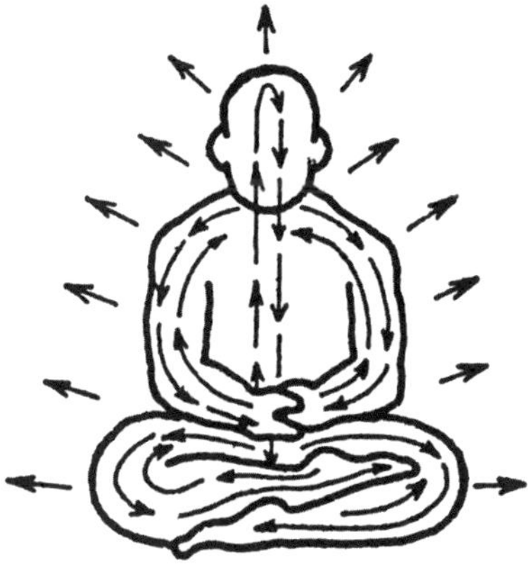
全身周天

中脈法，本屬西藏密教所使用的修行法，仙道稱爲「修衝脈工法」。除了使用肌肉中的任、督兩脈之外，也應用到奇經八脈中的衝脈。仙道認爲衝脈是一條通過身體中央的奇經，但經絡學卻認爲衝脈是一條通過背骨中間的經，陽氣經此能流穿背骨，而提升到頭頂。這種說法很類似瑜伽，也與仙道中的大周天路線相似，更有趣的是，修衝脈工法在施行時也要動用七個孔。

修衝脈工法之氣循環路線是：陽氣由背骨上升，至頭頂之後，讓陽氣經由軀體前面中央的任脈降下來。不過，同樣是陽氣在被強化之後，都會運行到全身各部位。

由以上的介紹，大概可歸納出一共通之處，亦卽各種氣循環方法之目的，都在使陽氣能夠自由自在地送到全身。

修煉仙道的人，喜愛施行小周天的原因是：它的效果既好又迅速。因爲它能迅速地使陽氣集中，而且使陽氣呈規則的流動。又所經過的任、督兩脈，恰好位於身體的主軸線，而這個路線，仙道認爲是母胎時期，細胞分裂成長中，胚的附著處。不過經絡學認爲是生物根源之氣——先天之氣——的流動路線。

陽氣之所以容易流動以及具有動力，似乎是因爲這個路線的緣故，而其他修行法，之所以需要修煉好幾年的原因，大概是缺乏小周天所具備的優良路線。

能將氣集中於自己所喜好部位的人，當然已能產生強大有力的陽氣，至於初學者最好從小周天做起，這個理由以上各節均有詳細的說明。

下腹部所產生的熱能

武息施行不久，身體不但會感到溫暖，而且還會大量地流汗，這時將意識集中於呼吸器官和下腹部，腦海中不可思考其他問題。

隨而熟練之後，冒出來的汗水會逐漸減少，更熟練時，連身體的溫暖感也會消逝，只有下腹部一帶感到溫暖而已。而且這種溫暖也是愈來愈薄弱，進入爐火純青的修煉階段時，上腹部的溫暖感便會消失。

相對地，性慾卻愈來愈亢奮，甚至於無法控制，所以要加強意識控制自己的性衝動，否則會有不良的後果。譬如：身體虛弱的人，便會有遺精的現象發生。因此，性慾產生時，便需加強肛門括約肌的緊縮訓練，同時禁止自己接觸黃色書刊和春宮電影或者是談論男女之間的事。

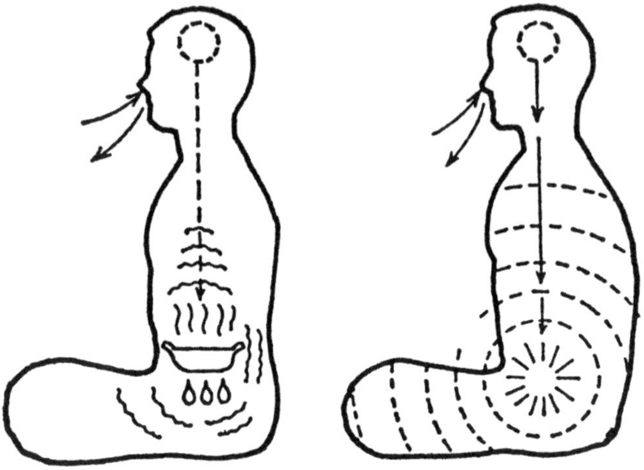

陽氣的發生與震動

若心情始終無法穩定，那麼便將意識集中於眉間的印堂，靜靜地坐一會兒。

若無洩精的現象，則腹部溫暖的範圍，便見狹小。感覺溫暖的位置，大致在肚臍以下到恥骨之間，範圍差不多如一個碗般的大小，也有人的溫暖部位，並不在此，不過總是在肚臍之下。無洩精情形之後，便可集中意識，將停氣的時間拉長，大致爲吸氣和吐氣的二～三倍。

然後，會有似乎是一把熨斗放在腹部的熱感，下腹部即開始產生震動，而震動的程度因人而異，有些人的感覺好比低音叉受到敲擊時的規則音響；有些人的感覺好比腹中正擺著一鍋正燒開的開水一般。

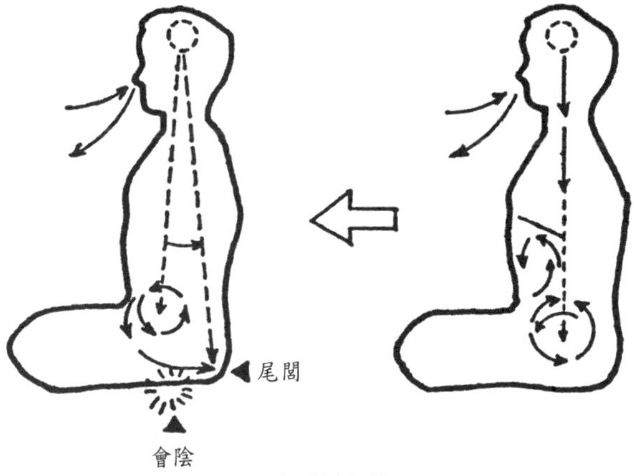

陽氣的流動

開始時的感覺都很微弱，慢慢地加強，終至很有力的程度。

繼續進行時，便能感覺到一股陽氣，而這種熱的集中物（陽氣）好像在肚子裡，一下子上浮，一下子又下降。

上浮的陽氣，往往會衝到心窩附近，甚至有不舒服的感覺，但絕不會超過心窩；但下沉的陽氣應多加注意，若讓陽氣流到陰莖，剎那間，陰莖勃起，陽氣會外洩，若流到腳底時也可能使陽氣外洩。

爲了防止陽氣下降而外洩的情況發生，肛門括約肌必需隨時緊縮著，並設法將陽氣引導至尾骶骨。

陽氣的流動，也許無法隨著自己的想像，但是，當意識集中，使陽氣向肛門一處流動時，在陰囊下方至肛門一帶，便會有一股像熱水一般熱的液體流過的感覺，而這種感覺也因人而異。

有些人的感覺炙熱，但有些人只是稍感溫暖而已，這一類的人，也不用擔心，只要意識集中，這種感覺便會逐漸地明顯化，不過，不管是那種程度的感覺，這熱感絕不會使人燙傷。

下降陽氣的目標，在肛門稍微前面的會陰處。若運至肛門時只有短暫的熱感，或是在運至肛門前熱感已消逝，因而肛門沒有熱感，是陽氣太弱的關係，這種人必需勤練武息。

上了年紀或體弱多病的修行者，很難在丹田部位產生陽氣，故一開始施行武息，便應將意識集中於會陰處，而施行武息的主要目標，即在於使肛門或會陰竅產生熱感。

尾骶骨會有熱感

緊縮肛門將丹田所發生的陽氣送到尾骶骨時，尾骶骨便有熱感。

尾骶骨部位有尾閭竅，而竅是阻擋陽氣流通之所，因此，想讓陽氣順利地通過，還得費一番工夫。

當尾骶骨部位開始溫暖之後，意識輪流集中於尾骶骨和丹田，如此便能夠產生較多的陽氣，並可加強之，而這一點也是仙道和瑜伽的不同處。

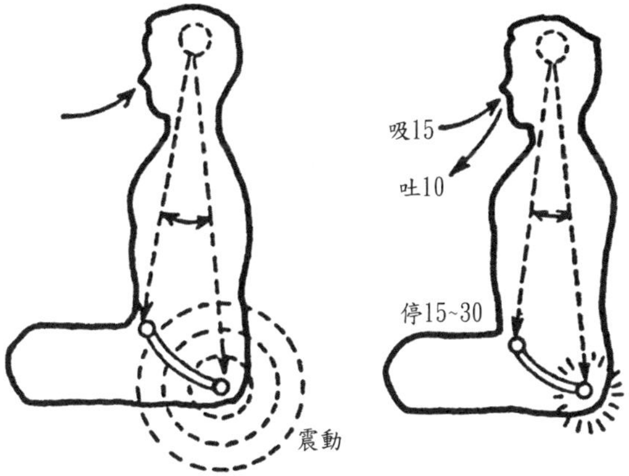

將意識集中於丹田與尾骶骨兩處

瑜伽只將意識集中於尾骶骨，因而不能使氣強化。而仙道則不同，當意識集中於尾骶骨的同時，也會集中於丹田，又因如此交換集中的關係，所以陽氣能夠繼續的發生。陽氣增強之後，便可以很快地沿著背骨而上升。

練習時要將肛門縮緊，進行吸氣長、吐氣短、停氣長的呼吸方式。

在呼吸法一節中曾介紹過，武息又分三種。當陽氣來到尾骶骨時，就停止吸氣和吐氣均等的武息，改施行吸氣十五、停氣十五～三十、吐氣十的武息呼吸法，如此，陽氣便能繼續地發生，肛門緊縮的訓練也能加強。在練習之餘，儘量多做手指按摩尾骶骨的動作，如此更有助於訓練時陽氣的通過尾骶骨。

訓練時，尾骶骨若有震動現象更好，帶有熱感的陽氣，便與尾骶骨的震動波上升到腰部地方。不過這時的熱感因人而異，有些人只有微溫的感覺，有些人卻有猶如熱水沿著細管子上升的感覺。

尤其是精力旺盛的人對於這種震動的感覺像聽到一陣很大的聲響，熱氣像一根火柱沿著背骨直衝頭頂，因而有時會頭暈眼花。

但是，對於一般人來說，只能感覺到熱感而已，而且也很難使熱氣超過腰部地方，不過命門或夾有竅暢通時，陽氣便能超過腰部，而且還能一下子升到後頭部的玉枕穴。

玉枕是陽氣最不容易通過的幾個竅之一，所以，有人雖然能在丹田產生陽氣，但陽氣卻被擱置在玉枕竅以下的部位。不過只要持之以恒，將意識集中於尾骶骨，每一位修行者終有一天會通過玉枕竅的。

筆者曾聽說過，有人爲了讓陽氣通過玉枕，還練習了好幾個月呢！

上面所介紹的震動，有時候並不會發生。練習時若感到有一股熱氣流運行到腰部時，這便代表陽氣已通過尾骶骨，爲了證實，施行者可再度將意識集中於尾骶骨，若有溫暖感卽證實無誤。

一開始練習，卽欲將意識集中於尾骶骨的人，最好先施行背的三關調整法中的尾閭關調整訓練，否則陽氣會太弱以致無法提升。

衝上背脊的熱水

陽氣通過尾骶骨時，腰部的命門或稍微高一點的背脊會有溫暖的感覺，而且這種感覺成線形移動，不像在丹田部位的廣泛狀態。有些人的感覺是，陽氣像一道往上衝的水流，直線上升到頭頂，有些人的感覺只是腰部溫暖而已，又有些人的感覺是陽氣每天增加一公分地慢慢地上升。

而後，不管熱感是升到夾脊或是命門，當陽氣升到腰部時，便將意識集中於陽氣停止的地方，行吸氣長、吐氣短的武息，如此陽氣很快地便能通行，倘若還無法使陽氣通過，平常就應多做腹部的運動。

老是無法使氣通過這個部位的人，可能腰部骨頭已有異常，應該到外科醫院或是脊椎指壓療法的治療院（Chiropractic）檢查看看。

有些人在陽氣洩漏時會有震動感，但也有某些人仍然無震動的感覺，和尾骶骨部位比較起來，發生震動的機率比較少。

但是，不管陽氣有沒有震動的情形發生，陽氣都能升到頭部後面的下凹處（即針灸所說的亞門穴道），背脊仍然可以感覺到一股上升的熱氣，只不過有些人的感覺比較不明顯而已。

陽氣通過腰部之後，容易被阻塞的部位，大致在玉枕竅或更下方處，也就是說，玉枕竅附近的肌肉有異常的現象。

倘若修煉至陽氣可以上升到玉枕，而背部也有溫暖感時，即使是冬天也不必多加衣服，對於身體衰弱或是背部常會感覺到寒冷的人來說，即具有抵抗感冒的功效，而且這種功效常常在本人不知不覺之中進行著。

玉枕和丹田之間，有一段距離，陽氣來到玉枕附近時，衝刺力已減弱不少，因此大部分人的陽氣，常在這個部位受阻。若丹田所產生的陽氣，足以通過玉枕，但卻因為脖子僵硬或駝背，而無法使陽氣通過玉枕的人，應先操練「背的三關調整法」中的玉枕調整法。

查閱一些仙道修行者的資料記錄時，常可發現，修行者為了要讓氣通過玉枕，的確吃了許多苦頭，當然筆者也不例外，我大概花了足足有兩個星期之久的時間，才能使陽氣通過玉枕。

因此，想使陽氣通過玉枕時，要有長期作戰的心理準備。然後利用吸氣長、吐氣短的武息呼吸法，交互的將意識集中於玉枕和丹田，如此下腹部便能滙集大量的力量。

又根據我的經驗，若能集中意識於尾骶骨，同時進行使氣強化的肛門緊縮運動，玉枕的通過會變得容易些。

陽氣上升的狀態，有很大的個人差異，有些人每天只能上升一點點而已。

仙道修行時頭部的陽氣狀態

陽氣停止於玉枕的狀態，經過一段時間修煉之後，陽氣便能通過玉枕，直升到頭頂的頭髮中，這時並沒有熱的感覺，只是感到有某種東西在皮膚中蠕動而上升，不過這種蠕動的感覺，有些人並非沿著頭皮而上升，而是感覺到陽氣直接穿過腦部。

有些人能夠毫無問題地將陽氣直接上升到頭頂，但有些人在陽氣沿著背骨而上升的同時，常會感到耳鳴目眩，嚴重時，還會導致失神，施行瑜伽術的人，也會有這種症狀出現。原因是身體狀況跟不上氣的激烈變化而導致。總之，後頭部到頭頂間都有熱的感覺出現。

若有這種情形時，最好暫停在丹田發生陽氣，否則陽氣太強，腦部會受到太大的打擊。換句話說，呼吸時不必集中意識，而將意識輕鬆地移轉至腦部，如此陽氣便能集中到泥丸，亦卽內分泌系統的根源處——視床下部。

繼續集中意識於泥丸後，這股熱的陽氣很不可思議的轉變爲猶如薄荷一般的涼爽氣體，卽使是修行完畢之後，頭腦也能保持這種淸爽的狀態，可以提高讀書和工作的效率。

對陽氣的運行有了信心之後，修行者擺動頭部時，卽會有各種感覺出現，而最容易有感覺的地方，便是泥丸，亦卽腦的下方，相當於頭頂的稍後下方。

只要將意識集中於泥丸，身體便會有舒適的感覺。靜坐時一直無法使意識集中的人，只要能將陽氣上升到頭頂之後，便能使精神統一，因爲意識已在自律神經控制之下。

陽氣上升至頭頂之後，呼吸漸漸地也轉爲安靜，進入不知不覺的文息，據估計這段期間，大約需二十分鐘之久。

陽氣上升到泥丸時，這股熱氣流便成旋渦狀，盤繞在頭頂的狹小範圍內，有些人這時在肛門也有熱的感覺，有趣的是，這兩個部位陽氣旋轉的節奏，幾乎是一致的，由此更可證明頭頂的百會竅，和肛門的確有所連繫，怪不得針灸師在治療肛門的痔瘡時，將針插在百會竅，而非肛門。

另有些人，他們的陽氣並不升到頭頂，而是升到後頭部，當陽氣運到後頭部時，即向空中洩出，感覺上好像後頭部開了一個洞，或有裂痕一般，這種情況和瑜伽術中陽氣上升的狀態相似，瑜伽稱為「梵的裂痕」，認為是一種與宇宙有所連繫的狀態。

但是，在仙道並不如此解釋，同時也認為這種狀態不同於大周天，因為在這個階段裡，還未動用到先天之氣，也認為這種陽氣上升的狀態，與一般陽氣的上升不同，因為這時的陽氣已經變質了。不過仙道和瑜伽術兩者皆承認，擁有這種狀態的人，陽氣會變得更強。

筆者曾經做到這種狀態，結果體驗到幾種不可思議的現象。例如：有一次我覺得陽氣從我的手指末端噴出去，使得我的身體都充滿著氣；到後來才曉得，這是因為修行中我的精神狀態跟不上氣運行變化的緣故。

已修煉到這種狀態時，只要參考幾本瑜伽術的書即可將瑜伽術做得很好。由陽氣升到頭部時，有各種各樣的感覺來看，也許我們的頭部還有人類未知的許多功能。所以，若能針對頭部，靠著陽氣的流動，集中意識地修煉，也許能夠開發許多能力。

從任脈將陽氣降下

集中意識於泥丸，做了幾天溫養之後，再練習讓陽氣經由任脈而下降的訓練。

陽氣從泥丸引導出來的感覺，和陽氣提升時不太一樣，最大的差別是沒有熱感，以及溫養泥丸時的涼爽感。

陽氣從泥丸下降時，只有觸覺而已，亦即有種螞蟻爬動般的感覺。換句話說，物理上的感覺超過熱感。

理由是陽氣在泥丸暫時溫養後產生變質。泥丸位於荷爾蒙器官的總部——視床下部，因為陽氣本是性能量，所以陽氣和荷爾蒙器官有很大的關聯，當性慾信號由視床下部發射出來時（不過，具體性的分泌部位是下半身的荷爾蒙器官），仙道便開始集中意識，將性能量往上提升，使到視床下部，這種流動的方向恰好和性慾的流動路線相反。

視床下部因為受到集中意識和逆流而來的能量兩者之刺激，而獲得某種感覺作用，泥丸的陽氣便發生變質，陽氣在變質之後，除了產生熱感之外，還附帶產生一些其他的效力，因此施行者除了熱感之外，還有某種氣的感覺。

陽氣變質之後，無法順利地通過任脈，必需將呼吸法改爲武息，不過這時的武息和提升陽氣時的做法，恰好相反，所採的是吐氣加長的武息。譬如：吸氣十、停氣十、吐氣十～二十的程度，尤其是吐氣時更要用力。若陽氣還是無法順利下降時，便改爲吸氣十、吐氣三十的武息，將停氣一節省略。

吸氣短，吐氣長的武息呼吸，做久之後，便有螞蟻爬動的感覺出現，同時額頭也感到有一股壓力感通過。但有些人的感覺，會停滯於眉間的印堂。解決之道是：吐氣時腹部更加用力，並且再拉長吐氣的時間。

陽氣通過印堂之後，鼻頭便會有螞蟻爬動的感覺，再繼續進行武息之後，陽氣便會進入口腔，又口腔是任、督兩脈的終止處，因此，此時若將舌頭固定於牙齦，這兩脈就能得到連繫。在做陽氣提升訓練時，舌頭不必靠在牙齦，但是陽氣在下降的一開始，便需將舌頭固定在牙齦。

舌頭在牙齦放久了之後，會有麻痺的感覺，一般人常會誤以爲是痙攣，這是因爲電流通過的關係，不過這種感覺相當微小。有些人的舌因此受到刺激而會有香味、或甜味、或苦味的感覺。陽氣在經過下顎到達喉嚨會暫停一下，仙道認爲這個地方雖然沒有竅，但因有內分泌系中甲狀腺存在的關係，因此陽氣會暫停，不過陽氣還是可以順利地通過這裡，原因是後頭部的玉枕和這個部位的內分泌系統，有密切連繫的關係。

通過喉嚨之後，陽氣便進入胸部的膻中，此時本人可以感覺到「氣」的流動，若不集中意識，陽氣便會流到手部因而外洩，因此必需集中意識，加以避免，如此下降的陽氣才不會消失。

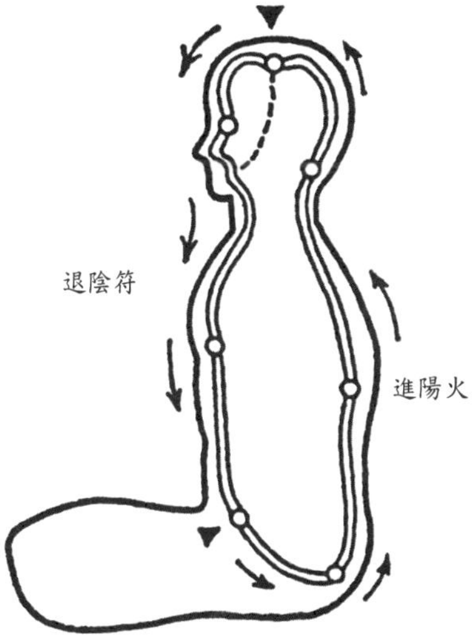

小周天（迴轉河車）

膻中位於氣下降路程的四分之三處，因膻中之下又有黃庭竅，因此陽氣不太容易通過這個部位，唯有繼續施行吸氣短、吐氣長的武息呼吸，才能讓陽氣一口氣地集中通過膻中，假使想在膻中溫養時，便將陽氣暫時集中於此，待溫養作完，強化後的陽氣卽能自然而然地通過膻中，而進入丹田。

陽氣從泥丸下降回至丹田的狀態，仙道稱爲「退陰符」，而稱從尾骶骨上升至泥丸的狀態爲「進陽火」，將退陰符和進陽火的路線合起來，便稱爲「小周天」，而將陽氣依著小周天的路線，反覆迴轉的狀態，稱爲「迴轉河車」。迴轉河車中，以進陽火比較容易，在進行進陽火時，一般人多多少少都會有熱的感覺。

退陰符，由於陽氣已發生變質，所以很難感覺到它的存在，卽使能感覺得到，也只有猶如螞蟻爬動般的感覺。有些人常因陽氣在泥丸的溫養做得不好的緣故，因此下降時陽氣常在半途便消失了。若是將下降的陽氣，暫時引導至泥丸加以溫養，效果就不一樣了。

總歸一句話，進陽火和退陰符兩者性質完全不同。

有些人在進行退陰符時，會感覺得到一股清涼流動之氣，氣流動之處，皆有涼爽感，對於精神的穩定相當有效，這是因爲陽氣在泥丸發生變質之後才下降的緣故。

最後介紹的是，有些人的陽氣從泥丸下降時，並不經由額頭而是直接中穿腦部到達口腔這種情況對於修行並無妨礙，因爲這個部位分佈有督脈的支線。

回到丹田的陽氣如何處置

陽氣通過膻中回到丹田時，身體的溫暖感便再度出現，由於陽氣是經由皮膚來到丹田，因此流動的陽氣常在半途便消失。若是陽氣來到丹田卻無溫暖時，即代表氣已經消失，修行者必需回到膻中，再度將陽氣引導出來；若是陽氣來到丹田已有溫暖感時，即表示一切進行順利，毫無瑕疵。

迨丹田已有溫暖感之後，停止武息呼吸，改行文息呼吸，在丹田進行溫養，並且每天反覆地做小周天，如此任督二脈便不會再有不流暢的情形。

詳細的方法如下：放鬆心情，靜靜地坐著，然後集中意識於丹田，要是無法集中意識時，便改將意識集中於膻中或印堂，咬緊上下牙，將分泌出的唾液緩緩吞下以使情緒穩定，然後加強吐氣時腹部的凸下動作，以及吸氣時腹部的鼓

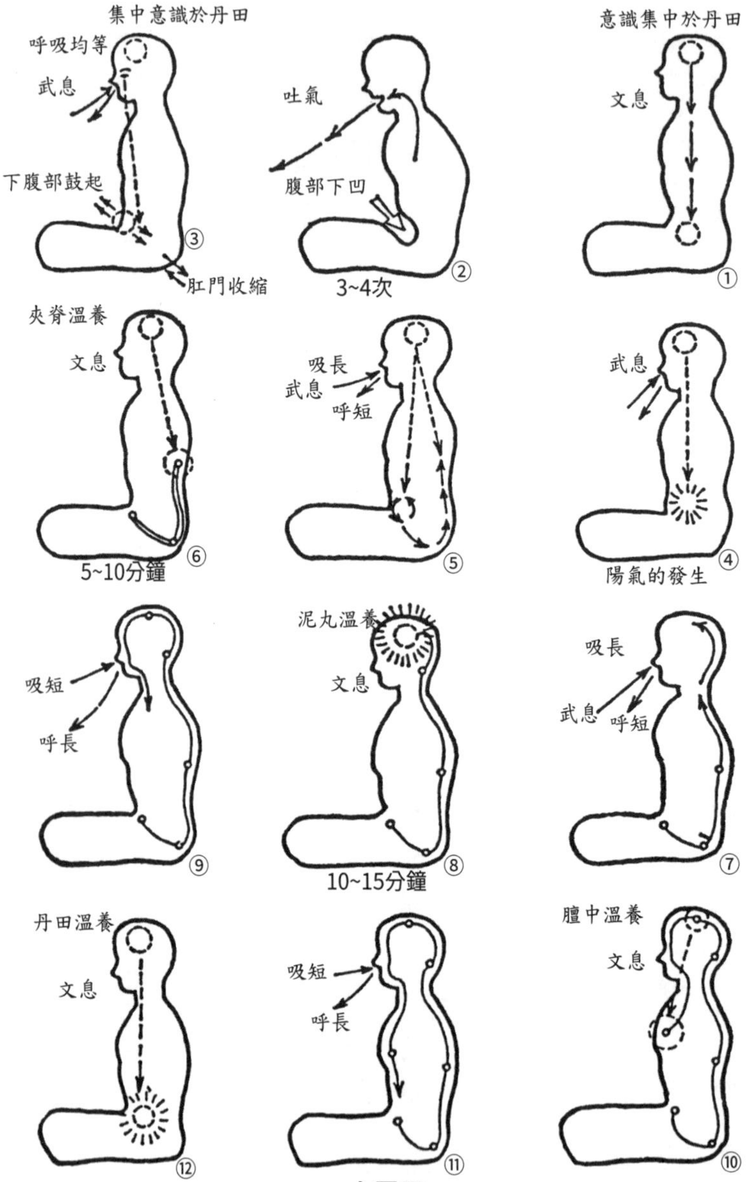
意識集中於丹田
文息
①
吐氣
腹部下凹
②
3~4次
集中意識於丹田
呼吸均等
武息
下腹部鼓起
肛門收縮
③
武息
④
陽氣的發生
吸長
武息
呼短
⑤
夾脊溫養
文息
⑥
5~10分鐘
吸長
武息
呼短
⑦
泥丸溫養
文息
⑧
10~15分鐘
吸短
呼長
⑨
膻中溫養
文息
⑩
吸短
呼長
⑪
丹田溫養
文息
⑫

小周天

起動作，如此反覆做了三次之後，便可以將濁氣排出體外。接著停止文息，進行吐氣和吸氣均等的武息，使丹田能發生陽氣。

丹田發生陽氣之後，引導陽氣通過會陰、尾閭，然後停止於夾脊竅，在這段期間，一直維持採用武息呼吸。不過陽氣到達夾背後，停止武息，改採文息，然後集中意識地做五～十分鐘的溫養。

夾脊的溫養操練完畢之後，改採吸氣長、吐氣短的武息，繼續引導陽氣上升到泥丸，其中經過玉枕竅時，不必再做溫養。

陽氣在泥丸的溫養，大概需要十～十五分鐘，甚至更長的時間，因爲陽氣在泥丸會變質。若是陽氣下降時，有消失的傾向，則必需再延長泥丸的溫養時間，同時意識更要集中，但是不要緊閉著眼，或皺著眉頭，因爲太過用力頭會痛，所以修煉時，儘量放鬆，只要意識集中卽可。

結束泥丸的溫養之後，便改行吸氣短吐氣長的武息，引導陽氣下降到膻中，此時若覺得很吃力，那是因爲退陰符還做得不太好的關係。因此必需勤練退陰符，迨退陰符進行順利之後，改行文息，在膻中進行溫養，時間和夾脊的溫養相同，都是五～十分鐘左右。

陽氣通過膻中之後，又恢復吐氣長而吸氣短的武息，使陽氣進入丹田，然後在丹田做溫養。丹田溫養時所採呼吸方式是文息，而所運行的時間，和泥丸溫養時間相同，大概需要十～十五分鐘之久。

做完小周天之後，身體還很激動，不可以馬上站起來，應該先做一做暖身運動，使穩定下來之後才站起來，否則已經訓練穩定的陽氣，便會開始動搖。

太忙碌而沒有時間修煉的人，不需要四個部位都做溫養。也就是說，當陽氣能繞行身體一周以後，只要丹田做過溫養即可。同時，時間也可以縮短爲十分鐘。雖然每一個人運行小周天所需要的時間不同，但是至少都需花費三十分鐘以上，否則陽氣的修煉效果即不甚顯著。

迴轉陽氣的動作熟練之後，便逐漸以文息代替武息以行小周天，使能進入退陰符、進陽火和溫養都採用文息的階段。

採用文息的優點是，不會吸入太多的污濁之氣。在上下班的搭車途中或工作閒暇時，卽可以毫無顧忌地行小周天，甚至是站在公共汽車中，也可以使用文息來做小周天。

每天不斷地練習小周天之後，對於陽氣的感覺會隨之強化，尤其是經過幾個月的修行時，這種感覺更強烈，有些人甚至能夠快速地使小周天循環，而無多大的熱感，到達這種階段時，縱然與女性發生性交，也不必擔心陽氣會外洩。

將氣送到全身

長久修煉小周天之後，修行者對於氣流動的感覺會愈來愈深刻。同時原本陽氣在皮膚表面流動的感覺，也逐漸地改變爲好像潛在皮膚裡面的感覺，這時便可以讓陽氣流動到任、督兩脈以外的奇經。

有些人能夠使陽氣在無意識狀態下自然地送到其他奇經，但對於一般程度的人來說，一定要集中意識才能做到。

首先，使陽氣從會陰或尾骶骨流到腳部，並一直流到腳底的湧泉竅，當湧泉竅感到溫暖且有一股壓力感之後，才將陽氣拉回會陰竅，然後沿著督脈上升到泥丸。在做這個訓練時，不可將陽氣一下子送至湧泉，應該集中意識緩緩地從腳的內側或外側運至湧泉。

筆者在此特別提醒的是，必需從流到湧泉的另一側，將陽氣收回。腳的內側，稱爲「陰蹻」；腳的外側稱爲「陽蹻」。這個訓練做完之後，不妨以站立姿勢進行小周天，首先在丹田發生陽氣，使其沿著督脈而上升，流到頭頂後，沿著任脈下降到腳部的湧泉，然後又上升到會陰，最後再送回丹田。

接著再將陽氣送到腰部，亦卽肚臍後側的命門竅，使陽氣向左或向右，繞行腹部一周，當然這個動作也是要緩慢地進行。

陰蹻脈、陽蹻脈和帶脈三種奇經，陽氣比較容易通過，位置也很明顯。至於其他的衝脈、陰維和陽維三個奇經，路線比較複雜，陽氣也比較不容易通過。但是因爲這三個奇經和十二正經以及其他奇經，有複雜密切的關係，因此，修煉小周天時，若併用腳部和腹部繞行一周的訓練，則陽氣會在不知不覺中，便能通過任、督兩脈以外的奇經。

進行以上的訓練，還是無法使陽氣通過的人，請參考《因是子靜坐養生法》

這本書的介紹。「因是子」是作者的名字，內容針對如何使陽氣通過其他奇經的方法，作了一番解釋。因是子在試了許多方法之後，都無效。因此他便改採靜坐，將意識集中於膻中，結果有一天竟然發現終於能使陽氣通過其他奇經。

無法使陽氣通過的人，不妨試試看因是子的方法，不過除了膻中，還可將意識集中於夾後側的命門竅。

若能將陽氣通過全部的奇經八脈，身體機能便能提高，縱使在冬天裡操練小周天，身體也會有溫暖感產生，甚至手腳末端也會有熱的感覺。

謝元輔先生便是一例。謝元輔現任教於某大學，他每天都讓陽氣運行奇經八脈之中，無論寒冬酷夏，上身一定只穿一件襯衫而已。雖然台灣的氣候很溫暖，但是冬季的溫度，也可能低至攝氏十度以下。雖然謝老師已年近七十，但卻很少感冒或患任何大病。

奇經八脈都能通過之後，終究也能通過十二正經以及十五絡，達到這階段之後，身體的感覺會更舒服，陽氣會更強化、更有力。這時先集中意識於手掌或腳底，向空中放射陽氣，接著由全身或頭部向空中放射陽氣，則修行者很自然地便能進入無念無慾的境界中。

此時精神恍惚，整個身體若沉若浮，對於肉體存在的意識已經模糊。換言之，已進入成仙的狀態。

這時只感覺一種很舒適的麻痺感，抬頭望去只見汪洋一片，甚至連身置何處也茫然，已進入無我狀態，亦卽已完全進入全身周天的狀態。

只靠意識使「氣」循環於全身

以下筆者將介紹一種只以意識來進行的小周天，這與前面所介紹依靠呼吸法而發生陽氣的小周天不同，其對象是：不必依賴呼吸法便能發生陽氣，而且能夠充分地感覺到陽氣的人。不過利用呼吸法而能行小周天的人，也可以試試看。

對於陽氣沒有熱的感覺的人，站在另一個觀點來看，這些人已進入仙道的某個階段，雖然還未修煉過一些基本功法。

這種人的神經系統和內分泌系統的機能，比普通人強盛，這並非是個人下意識地加以特別開發，而是受到身體某種機能的影響。因此，精神上、肉體上，皆容易引發疾病。

這種人感覺到氣的力量，與其感受性有著相當深的關係。若是修煉過仙道感受性會更強烈。感受性強的人，一般來說感情比較豐富，因此他們一生所受的痛苦，常常有一般人的兩、三倍之多。

內分泌系統和情感的活動現象，有很大的關聯。因此只要集中意識訓練氣的控制，感受性強的人，也可達到控制情感的動態。

一般修行小周天時，是利用呼吸法開發陽氣，而本節的小周天並不採用呼吸法，尤指武息。兩者之中，以後者比較容易。

在「仙女學入門」中，筆者曾介紹過在手掌產生氣，而經由手臂引進到膻中的訓練法。

在詳細介紹做法之前，要提醒各位的是：不要太注意呼吸方面，除非有穩定心情的必要時，才使用調息。

首先，輕鬆地閉起雙眼，從鼻孔吸氣，同時讓下腹部鼓起，吐氣時，讓下腹部凹下，因爲這時不必發生強烈的陽氣，因此不用緊縮肛門，而腹部鼓起和凹下的動作，也不必太過用力，只要外觀上有上下起伏的動作卽可。

維持這種輕微的呼吸狀態，心情穩定之後，兩手合掌或相隔大約三公分，將意識集中於兩手之間，有壓力感或有電流通過的感覺產生之後，便加強意識，等到手掌有了熱感，就下意識地將這些氣引導到手臂，先從單隻手臂開始或同時進行皆可。

然後將氣引導至兩個乳頭的中間，亦卽位於心窩上方的膻中竅，使氣暫時停滯在此，並由手掌繼續地供應氣，等到氣集中到某種程度時，才盡最大的能力使意識集中，若此刻有熱感時，便代表操練已成功。

然後將氣沿著皮膚表面經由肚臍、丹田降到會陰竅，陽氣到達會陰時，再一次使意識集中，同樣地必須有熱感之後，才讓氣引導至尾閭。

相同的道理，當氣來到夾脊、玉枕竅時，和會陰竅的情形一樣，必需再一次的集中意識，有熱感之後，才能將氣引導至頭部的泥丸。如果氣在半途停滯不前時，便依照「背的三關調整法」，針對停滯之處施行調整法。

假使，還是不能使氣前進時，在操練之前，最好先下腹部強化的訓練，或肛門部位的精力控制訓練，使陽氣能維持繼續發生的狀態，並使氣強化必要時也可做武息訓練。

氣來到頭部的泥丸之後，便施行「活子時法」。活子時法，是仙人雲遊子首創而流傳下來的修行法。通常冥想片刻之後，陰莖便會勃起，這時在陰莖所產生的陽氣是品質優良的陽氣，仙道稱此爲「純精」。

陰莖勃起之後，集中意識將「純精」迅速地拉引到頭部的泥丸，進行溫養。而在純精拉引上升之前，必需緊縮肛門，使陰莖感覺像在吸吮東西似地，隨著肛門同時向體內緊縮。

不是冥想時所產生的陰莖勃起，也可以利用上述的方法，使氣升到泥丸。但是看了黃色書刊或色情電影所引起的陰莖勃起，千萬不可讓這時所產生的氣送到泥丸，因爲這時的陽氣品質很差，仙道稱此爲「濁精」。若將濁精送到泥丸，則情緒會變得焦躁不安，解決之道唯有藉用武息，使濁精改變爲純精。

陽氣在泥丸溫養完畢之後，接著使氣經由任脈降下來，下降的方法和使用武息之小周天的下降情形相同，若陽氣受阻時，便拉長吐氣的時間，並且加強下腹的下凹動作；陽氣從泥丸引導出來之後，使陽氣一直下降到丹田，並進行溫養，不必在膻中停滯。這種修煉法和一般的小周天一樣，必須規則性地每天在丹田和泥丸進行溫養。

操練時，很難將陽氣集中於膻中的人，最好集中意識使陽氣流到腳底的湧泉，然後又送回尾骶骨，接著使陽氣沿著督脈而上升亦可。

因爲個人體質的差異，有些人能在命門、尾骶骨、氣海、關元發生陽氣。而筆者的一位朋友李先生，在聽完了小周天的介紹之後，便能夠發生陽氣，並且能使陽氣毫不受阻地直線上升。有一次我問到他的修行時間時，他答道：因爲進行太順利的關係，我只是每天在上下班的途中做一做而已。

這位朋友，將上班途中坐公共汽車和走路的時間，都當做是修行的場所，他所使用的呼吸法不是武息而是文息，而且並不在丹田發生陽氣。其做法如下：

將意識集中於尾骶骨上方的薦椎一帶，然後施行文息使陽氣發生，等到體內感覺有某種程度的熱量之後，才徐徐地引導陽氣升到命門、夾脊、玉枕等各竅。他每天勤作練習，終於有一天，背骨才感到相當的溫暖，猶如身體只有背部曬太陽的感覺。

他又解釋何以會進行這種修煉的理由和動機：本來是因冬天氣候太過寒冷，上班時總覺得背部發冷、身體發抖，想帶懷爐又覺得不太方便，因此才想鍛鍊一下自己的身子。如今冬天上班的時候，身體已不在有發冷的情形發生。當然，其間也曾失敗，無法忍受熱感，因此進入辦公室的暖氣設備時，身體禁不住會熱汗直流。

他的動機，只是爲了冬天禦寒之目的而已，除了冬季之外，很少作修行，因此現在有些時候無法使陽氣上升到泥丸，但是他有信心能將陽氣送到頸部的玉枕。現在，爲使陽氣升到泥丸，每天皆勤加練習。

若他在修行時陽氣受阻，並不是利用武息，使陽氣沿著督脈上升，而是只憑靠著意識力，將陽氣送達玉枕，其做法和本章所介紹的特殊小周天做法很類似。不過他並未利用到丹田和尾閭，只利用督脈上接近薦椎的某一個竅。

如此看來，陽氣的發生並非是一件難事，不過，縱然強化下腹部，而依舊不能發生陽氣的人我也見過不少。這一類的人，倒不如心情保持輕鬆，儘量不用力，如此反而能使陽氣迅速地產生和上升。

修煉小周天之後的問題

前面幾節，僅就小周天的優點作介紹，不過，小周天也是人創設的，免不了也會有一些缺點，甚至於有些還會危及人體的健康，讀者千萬不可疏忽，切莫輕視筆者所言爲誇大之辭。

同時，除了仙道之外，瑜伽、太極拳也有缺點。因此對於仙道的瑕疵，也不必介意，只要做法正確便不會有毛病出現。

修煉小周天的第一個問題是，所運轉的陽氣是假的陽氣。若讓假的陽氣流動於身體，則無熱感或物理性力量的感覺，只是在運行的時候感覺到氣流動於任、督二脈，這種假陽氣循環的狀態，仙道稱爲「迴轉空車」。

尤其是性情焦躁的人，更容易有這種情形出現，這種人最好暫停修行等空車停止，心情冷靜下來之後，再來修煉。若空車無法停止時，則採用催眠術來治療，否則期間一久，容易導致精神分裂症。

第二個問題是：陽氣升到頭頂，卻無法下降時，怎麼辨呢？這種情形常常發生，尤其是第一次使陽氣升上頭頂的修行者，往往熱氣打擊頭部的感覺。在修煉小周天之後，常有這一類的情形發生。有些人感覺頭上好像戴了一頂帽子，有些人覺得頭部很脹，有些人卻有頭痛的症狀發生。引起這些症狀的理由，是因爲陽氣在頭頂停滯不去。由此可知，所產生的陽氣必須適度，否則，太弱時，陽氣無法上升到頭頂，而太強時，則容易引起頭痛的病症。

解決之道是，用手指壓一壓頭部的百會竅，同時將意識集中於膻中，試著引導陽氣下降，假使還是無法使陽氣下降，則改採在腳底的湧泉竅施行針灸的方法。

此外也可使用瑜伽術來解決，亦卽集中意識，心裡反覆地唸著：「氣要噴出去了。」假使頭頂感覺到有開啓的現象時，卽代表操練已成功。將手放在頭頂上方時，還可以感覺到氣正向上噴。

這個問題的發生，大多由於太過焦躁地將陽氣上升的關係。因此若能按照規定修煉，卽使陽氣升得很快，也不會有任何問題產生。反過來說，若焦躁地使陽氣上升，便會有頭痛等症狀出現因此修煉時，務必要注意，需使陽氣能自然地上升。

第三個問題是：陽氣無法通過任、督二脈，只能經由其他經絡流向目的地。這種情形雖然也可解釋爲陽氣已流過全身，可是完全異於施行小周天的效果。亦卽，修行時並無溫暖感，而且精神也無法集中，必須加以治療。

這種現象常發生在已修煉至某種程度的人身上，原因是這些人自傲於陽氣能夠循環，因而精神鬆懈而懶散，期間一久，無形中意識便脫軌，修行者無法使意識集中於某處，結果陽氣變得無力，不過感覺卻比以前還敏銳。

雖然無強烈的意識，也能感覺到氣的流動，遇有這種情況，修行時必須加倍的小心，因爲這時對於陽氣的敏感度雖然強化，但是，同時也提高了精神和肉體兩方面對於陽氣的障礙。

解決之道是：使意識和陽氣回到陽氣發生之處，亦卽陽氣轉爲熱氣之處，使陽氣重新上升，繼續對丹田和泥丸進行溫養。另有一種做完小周天之後，便無法再進步的人，也是使用這種解決方法。由於上述問題，是因爲修行鬆懈所引起的，因此修煉到某種程度的修行者，當以此爲戒。

其他關於酒和性方面，若是控制不好，也會引起陽氣的消失。大致上說，一次性交能影響陽氣三～四天無法控制，假使陽氣已升到頭部，這時不管如何的集中意識，也無法使陽氣移動，有時更覺得無法穩定或精神無法統一。由此可見，性交對於仙道的影響極大。

一星期作一次性交時，氣容易被混亂，兩星期作一次性交時，氣受到混亂的程度較爲輕微，對於仙道的修行，已無大礙，不過，最好儘可能兩個月才作一次性交，如此對於仙道的修行，幾乎沒有障礙可言。而依筆者的經驗，進行性交並不會使我的氣發生混亂，縱使會受到影響，也只需一天便可以恢復。

關於酒，最好稍加控制。酒的主要成份酒精會促進血液循環，使身體感覺溫暖，但是修行者在促使陽氣流動時，已產生足夠的熱量，若是在此刻喝酒，只是徒然增加一些不必要的熱量而已，對於身體並無益處。況且酒精有麻痺神經的副作用，對於氣的控制，會有不良的影響。

酒醉之後淸醒的狀態和性交之後的狀態差不多。若常常喝得醉醺醺而後宿睡一晚，酒精的不良作用更停滯在體內，對於修行只有壞的結果，因此視酒如命的人，若想修煉仙道，最好克制自己少喝點酒。

和酒、性交同樣有壞作用是：在強烈的太陽光下站太久。到海灘曬一曬太陽，作作日光浴，本來就是有益於身體，但是對於修煉過仙道的人來說，本身已有足夠的熱氣，行日光浴只是帶來多餘的熱氣而已。況且修煉仙道的人，對於熱的吸收能力，本來就比一般人強過好幾倍。

因此，若是修行者執意要進行日光浴時，最好選擇在冬季進行。同樣的理由，有暖氣設備的房間，對於仙道的修行也不太適合。

夏季氣候炎熱，體溫也易隨之升高，容易發生陽氣過多的現象。因此最好採用加長吐氣的調息。而冬季，因爲手腳冰冷，陽氣的流動易受到阻礙，卽使是全身周天能夠做得很好的人，陽氣照樣不容易流至手腳末端，因此陽氣只好往頭部升。有些修行者爲了使手腳溫暖，而採用在湧泉施行針灸的方法。

整天坐辦公桌或花費腦筋的人，常常整日坐著，因爲只用到腦部的關係，陽氣容易集中於上半身，甚至於引起失眠或神經衰弱症，修煉到小周天的人情形會更嚴重，常會覺得頭昏腦脹，以及一股熱感。

爲了預防這些症狀的發生，必需要常常起身，到處走一走或做一做柔軟操，或者操練一會兒加長吐氣的調息，或集中意識於腳拇趾，或在腳拇趾的兩個穴道（大敦、白隱）進行針灸也可以。

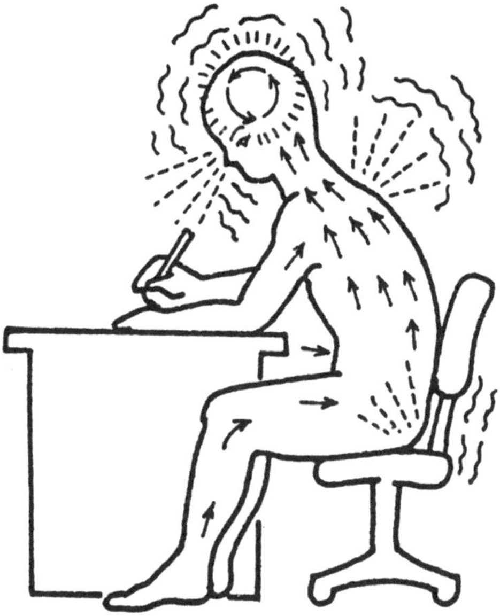

整天辦公或讀書的人，陽氣容易集中於上半身

如果小周天停止一段時間不修煉，會有什麼影響呢？通常三天不修煉，不會有什麼影響，尤其是修煉已到某種程度時，卽使是休息一個星期，也無大礙。但超過一個星期時，氣便有點脫韁

的感覺。所以，最好不要中斷修行，卽使只能抽出十分鐘，也要好好把握，專心的練習。

修煉至小周天程度的人，體內所產生的氣，比一般人還要多出好幾倍，而且做起事來總是精力旺盛。長時間的唸書或勞動，雖然免不了會有所疲倦，但對於健康並無多大影響。反倒是不勤練仙道，而氣鬆弛時，些許的勞動，也能導致潛在的疲勞因子，全部暴露無遺。譬如：原因不明的發燒，以及莫名的手腳腫脹等。

最後介紹運動與氣之間的關係。運動對於陽氣的修煉並沒有什麼影響，不過最好少做激烈性的運動或針對身體做局部鍛鍊的不平衡運動。而太極拳、體操和蛙式游泳等，都屬於比較不激烈的運動。

除了以上所介紹的各種與氣有關的問題可能會發生之外，若有其他異狀出現時，修行者最好停止修行，待恢復到產生氣的狀態，重新修煉小周天，如此一再地矯正，一切的問題自然能迎刃而解。

小周天修煉成功的初期，爲了控制陽氣，必須集中意識在泥丸和膻中進行溫養，熟練之後，便再丹田、湧泉等下半身的竅進行溫養，如此當修行進入全身周天時，即使意識不特定集中於某些竅，陽氣也能逐漸地強化。

台灣的小周天修行狀況

這裡所介紹台灣的小周天修行狀況，是摘自於仙學雜誌社所發行的「仙學」雜誌，所摘錄部分的作者是許進忠。本書所選錄的例子都是年輕人。上了年紀的朋友，切莫在意，這是因爲老人家的修行內容，大多與治療疾病有關，而與小周天修行無關，因此筆者才會省略而不談。

其實學習小周天的老人很多，而辦「仙學雜誌」的負責人，大多數也是老人，其中甚至以六十歲以上的成員爲多，他們大多在年輕時，並未修煉過仙道，只是爲了保持老年時自己的身體健康，才來學習仙道的。

從這裡我們可以了解到，仙道的修行和年齡並無多大的關係，最主要的還是決定於是否有心去做。在此將介紹三位修行者，以供大家參考。

本書所談論的內容，大部分是以筆者本身的修行體驗和經過爲主，難免帶有濃厚的個人主義色彩，有鑑於此，特地介紹幾位修行者的體驗和經過，如此，才能使大家有比較客觀的認定標準也能使讀者了解因爲個人體質的差異，每個人的修煉過程都不太一樣。在各節摘錄之後，都附加有許進忠仙人的詳細註釋，讀者可由此完全了解筆者所介紹的是何等人物。

在此所介紹的例子，都是一九六〇年的記載，如今這幾位先生的現況如何，由於沒有聯絡的關係，筆者完全不清楚。

其中所介紹的周俊亮先生已進入小周天的採藥高階層，請參閱後章所列逐漸普及之氣「毫無止境的恍惚狀態」一節。

陳信夫先生的小周天修行日記

元月五日　今天起開始學習靜坐，因而心情有點緊張。靜坐時，兩腳覺得不自在，費了老半天的時間，才能使兩腳平穩的交錯著，而且頭部也已經冒出

了不少汗……，有幾次禁不住用手去擦掉那些汗。總是無法使意識集中於丹田

元月十六日　這幾天進行得比較順利些。七日下午時，因爲吃了幾塊麵包之後，便立卽靜坐修行時總覺得肚子痛痛的，有了這次教訓，我絕不敢再犯同樣的毛病。隨著靜坐修行的繼續，頭部冒出來的汗，也愈來愈少，偶而腹部好像有塊狀熱的物體，在腹中蠕動的感覺，不過，這塊狀物所至之處，倒是蠻舒服的。

元月二十四日　最近靜坐時，肚臍下總覺得有熱氣流動的感覺，而今天，腹部更有細胞跳動的感覺，好比物理實驗中，敲擊音叉時所發出來的震動音波。

元月二十五日　今天的情形和昨天完全一樣，腹部仍然有細胞跳動的感覺，實在很奇怪。

元月三十日　二十四日和二十五日所發生的腹部震動的現象，本來已經消失了，但是今天又出現了。

元月三十一日　今天的感覺又完全兩樣，大腿部分好像有電流流動一般的感覺，而任、督兩脈好似接受針灸治療時的感覺，但不同於被普通的針注射，

手部沒有痛的感覺，只有震動的現象發生。

二月二日　今天修煉時，突然有微小的震動感，但當我集中意識去尋找時，卻因爲環境太吵雜，氣的感覺很快便消逝了。

二月三日　很奇怪地，今天修煉時，無緣無故地打了幾個噴嚏，當時門窗是關著的，而且我的腳蓋有毛毯，身上披有大衣，怎麼會打噴嚏呢？

二月十日　吃完晚飯後，腹部突然震動起來，連我自己都嚇了一跳。因爲和大家一起用餐的關係，所以不好意思離席，勉強吃了半碗之後，便挺直身子在椅子上靜靜地坐著，而腹部的震動現象依然不停。

二月十九日　這幾天發生震動的時間，並不一定。有時候是在月台等火車，有時是坐著看小說時，而最常發生的時間是靜坐時。

二月二十五日　這兩天的修行情況不太好，不管是靜坐與否，陰莖總是突然地勃起，心情實在有點慌張。試著施行「採微陽法」來抑制。頭部有著戴帽子般的輕度壓力感，而腦中則有著螞蟻爬動的蠕動感，一如腹部所感受的震動感。

三月五日 這幾天與二月二十五日的情形，並無多大的改變，但是，今天在大腿突然出現紅色的塊狀物，有時還覺得癢癢的，而陰莖的勃起程度仍未稍減。

三月七日 紅色斑狀物和發癢的感覺，都消失了，但是修煉時，心臟卻莫名地加快，好像受到刺激似地，有時還會帶來心情的不快感。

三月十一日 靜坐時，兩手指有震動的感覺，並且不斷地有熱氣由丹田向上升的感覺，整個人覺得很舒適。昨天和華僑中學舉行球類比賽，同家靜坐完畢後，疲勞很快地便消除了。今天一點也不疲倦，倒是隊友跟我說，身體感到很不舒適，由於這一點，我對自己的修行感到很滿意。

三月十四日 昨天靜坐時，臉上好像有某物跳動的感覺，尤其是鼻孔和胸部更見明顯，而大部分發生在任脈的路線上，不過這種現象到了晚間便消逝了。

三月十五日 今天的情形比較奇特，雖然對於氣還是有震動的感覺，也能感覺到氣流動於任脈以及胸部的跳動感，但今天的陽氣卻下降到腳底的湧泉。

三月十七日 一大清早，便開始靜坐，而後臉部感到很溫暖，腿部也有跳動的感覺、任脈地方也有震動感。我終於能溫養了。因爲呼吸很微弱，乃一時興起試著暫停呼吸，竟沒有任何的痛苦感覺，而且心臟感到很溫暖，腹部和後頭部還有某物爬動的感覺。

三月二十日　十八日晚上陽氣突然外洩。今天修煉時，指尖、鼻孔、臉部都有震動的感覺，但是很遺憾地陰莖又有爽快的麻痺感出現，所以只好中斷修煉，趕快跑到戶外走一圈。

三月二十二日　昨天又運用「採微陽法」來進行溫養，但是到了晚間，陽氣又外洩了。今天早上進行修煉時，指尖有震動的感覺，而中午進行修行時，已能感覺到陽氣流經任、督兩脈以及鼻孔。晚上施行靜坐時，腳部湧泉突然有震動的感覺，而且唾液分泌甚多，耳垂地方還產生出某物爬動過的感覺，而這種感覺並且還向玉枕繼續前進。起初我還以爲是蒼蠅或是蜘蛛在爬動的關係，曾經有二次用手去搯。

三月二十三日　今天早上、中午和下午修行時，手指尖間斷地有跳動的感覺，而且每一次跳動的時間，都持續很久。

晚上打算上床的時候，腳部湧泉突然有震動的感覺，並且還感覺到其中有某物來來往往地穿動，而這感覺更流動到腳趾尖，甚而腳底也有蠕動感。

今天靜坐時，總覺得眼前似有星光般的亮光在閃爍著。尤其是早上，每一次閉起眼睛時，眼前總有黃色的光圈出現，幾次用手揉一揉眼睛再注意看時，黃色光圈仍然不變，因而我才確定這不是錯覺。我要牢牢記住這現象，等以後再有這種情況出現時，再作研究。

三月二十四日　早上進行靜坐時，指尖、督脈、湧泉都有震動的現象出現，而前幾天陰莖發癢的感覺，已經消失了。前幾天陰莖常常莫名其妙地勃起，整個陰莖脹得很硬，實在很難加以控制，我想大概是用法不當的緣故，便停止使用採微陽法，只將意識集中於丹田，結果修行進行得很順利，今天除了手指尖有震動的感覺外，連平常沒有反應的右腳，也有了震動感，而且和左腳的震動情形相同。

三月二十五日　上午修行時間的第三個小時到第四個小時之間，試著將陽氣引導到黃庭，結果不太順利，心想：要是這個時候，有人來拉我一把，那該多好。

三月二十六日 下午才開始靜坐，首先感覺陽氣已流到湧泉和手指尖，但是陰莖突然又有癢癢的舒服感，好幾次幾乎失神無法控制自己，只好再加強丹田的意識集中，如此情況才漸漸好轉，但是心裡總覺得怪怪地。起初，睪丸感覺有熱狀物在流動，而陰莖也時常勃起，但在程度上已鬆軟不少，如此反覆幾十次之後，終於能控制情緒。而熱狀物也從睪丸流出，經由會陰處流入左右腿，感覺上流入左腿的成分比較多，但是這種帶熱的陽氣始終凝聚不散，因此我將意識由丹田移至會陰，結果大概熱氣已流動的關係，腿部細胞呈跳動狀。身體覺得很爽快。

三月二十七日 傍晚，弟弟在距離我約三十公尺處燒柴火，其間隔有一道木籬笆，那時我正坐在床舖上修行，有時覺得那把火好似向自己逼近一般地飄了過來，但這種感覺很快地消逝了，而身體好像有著烤火一般的感覺，和以前頭上好像戴帽子的感覺不一樣。突然間，我的眼睛積滿了淚水，我終於能「迴轉河車」了。事實上，今天早上我已能使陽氣流到手指尖和腳部湧泉。

許進忠先生的註譯——陳信夫，畢業於國立藝專美術印刷科，一心立志於修煉仙道，當他參加我所主辦的靜坐研究班時，他還未修煉到小周天的程度。當研究班開班的第三天時，同期的同學周俊亮便將小周天修煉成功，也許是受到這個刺激的緣故，而用功學習，結果一個月之後，也進入小周天的階段。研究班結業之後，他留下來做我的助手，繼續研究小周天，後來聽說任教於母校的美術印刷科。

我的靜坐體驗——甘健華

今年元月，我才開始練習靜坐，但是正月裡的台灣，時常下雨，空氣潮濕，而我的健康狀況又素來不佳，因此在修行前，我已患了支氣管炎和鼻炎，所以晚上睡覺時總是用嘴來呼吸。

花了好半天的時間，才能使僵硬的兩腿自然地盤膝而坐，而後才能集中精神去除雜念，開始進行調息呼吸，意識集中於各個竅。由於我的身子本來就很差，而修行環境又不佳，一直到修煉的第三個月起，才能使陽氣發生，這使我感到很興奮，尤其是精神統一時所感受到的，更是筆墨無法形容。若以辭句來表現，可說「恍惚之中，忘了自己和他人的存在」，又好比「寧靜中的寧靜，清靜中的清靜」般的感覺。

還有幾點和日常狀態不太一樣，譬如：陽氣從尾骶骨往上升，好比地下的泉水湧出一般，逕流至夾脊；又陽氣上升進入泥丸時，好比螞蟻爬動後腦部一般呈蠕動感。當陽氣經由印堂下降至鼻粱時，會有一種強大的壓力感。

很奇怪地，當我能夠集中意識，而使精神統一之後，支氣管炎竟自動地消失了。而進入小周天的階段時，鼻炎也消失了。只有在感冒發生時，鼻炎的症狀才會重現。

我的體驗，也許在一般的仙道書中已有記載，並無任何特殊之處，不過我的用意，僅在寫出我個人的體驗報告而已，但是有一點不可忽略的是，由此可以證明仙道確實能影響精神和生理學的作用。

許進忠先生的註譯──甘健華，國立藝專影劇科畢業，喜愛藝術和科學，因為天生體質衰弱，因此參加靜坐研究班時，進步得很慢，可說是班內最後一個練好小周天的人。曾任教於新竹縣湖口鄉的一所私中，教導英文。

兩天之內成就小周天的年輕人

我修煉靜坐差不多有兩個月了，在此特將我的體驗分成二部分作介紹，希望對大家有些許的參考價值。

第一階段（行使的方法為主題）

1. 去除空想、妄想 從出生到現在，我時常有空想和妄想的現象發生，我想別人也應該有這種情形，由古諺「心猿意馬」、「朝秦暮楚」可看出人類有空想和妄想的通病存在。

爲了去除這些空想和妄想，在日常生活和靜坐中，必嚴加注意自己的談吐以及行爲的節制，如此沒有妄想，便沒有所謂的慾望產生，沒有慾望之後，更不會爲了爭名奪利而與他人發生衝突。

行爲有所節制，那麼談吐與行爲便不會流於粗俗。而且隨著仙道的修行，個人更有「蜉蝣一生」、「海中一粟」的渺小感，而且也能悟出人生如夢似幻，一切只是虛無的幻影而已。修行到這種境界時，心情便能怡然自得、安穩平實，如此對於仙道的進行，更有好處。

2.調息　兩腳呈盤坐或半坐狀態，將意識集中於腳的內側，適度地進行呼吸，不可太快或太慢，而後呼吸隨而轉慢，心中毫無雜念，此即進入調息的階段。

3.將意識集中於竅　等集中意識而呼吸進行自然時，才將意識集中於丹田，不久，意識完全集中統一而陽氣凝聚時，一切的干擾便不會構成問題。

4.陽氣充實的狀態　集中意識收集氣時，身體在不知不覺之中，便有熱量發生，接著丹田部位的陽氣便開始「發動」，同時丹田感覺有如金屬線撥動時的震動感，有時又如蟲在爬動時的感覺，但不論是那種感覺出現時，總無法抓住這種感覺的中心點。

5.通過各個竅　腹中的陽氣開始上升，此時，有如夢幻似的感覺，當氣升到頭頂時，然後使氣降下流經會陰，直達尾骶骨，然後陽氣再往上升，使通過夾脊、玉枕，而後到達泥丸。在泥丸暫停溫養之後，再繼續下降，使陽氣通過印堂、膻中，最後回到丹田。到此爲止的所有路線，便是小周天的路線。

第二階段（實際的體驗為介紹的重點）

1.使陽氣循環　各個竅都打通之後，每次靜坐便能很自然地進入小周天。進入小周天階段約一個星期之後，陽氣不但能流轉於軀體之間，還能流到手部和腳部，甚至是手指尖及腳底，而且這時身體的感覺非常舒適，臉色也逐漸地一天天好轉。

2.唾液帶有甜味　修煉小周天四星期之後，突然發覺唾液中帶有甜味，雖然這種甜度比不上蜂蜜，但另富有一番芬芳的氣息，而這種甜味和氣息正是精力充沛、精神爽快的泉源。

3.陽氣變成液狀　當陽氣集中於丹田時，便開始液化，流動於腹部、大腿之間，有時還流到脊椎部分，液化陽氣所到之處，便有溫水淋身一般的感覺，這是約七星期以後的事。

4.陽氣帶有黏性　大約經過九星期之後，液狀化的陽氣，便好像帶有黏性，有時候陽氣呈小玻璃狀在腹中打滾。當我進行「迴轉河車」時，陽氣便從泥丸降至印堂，又暫時地停擱於喉部，再繼續降至丹田，而且陽氣下降時，身體一直感覺很涼爽。

以上兩個階段，是我兩個月以來的心得報告，主要以靜坐爲主來作介紹。其中尙有許多體驗無法以筆墨寫出，還須讀者慢慢去嘗試了解，當然這份報告只是我個人的體驗談，還望各位前輩，多加指教。

許進忠先生的註譯——周俊亮，國立藝專美術印刷科畢業，因見同學修煉仙道對健康有很大的效果，乃參加靜坐研究班，他的進步神速，在開班的第三天，便已進入小周天的階段，足足讓同班的學員大吃一驚。

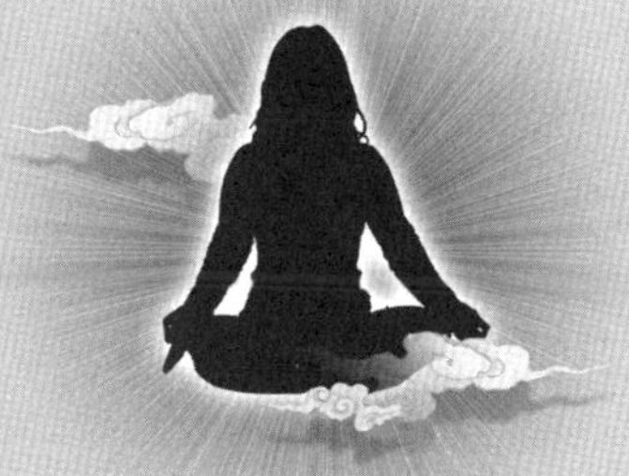

第八章

逐漸擴大「氣」的世界

人體是氣的發電器

當修行進入小周天和全身周天時，陽氣便能夠自由自在地循環，而心情也能夠平靜下來，觀察陽氣的動態。

尤其溫養時，因爲必須更加集中意識的關係，對於陽氣流動的情形，更是清楚，不但是丹田和膻中的陽氣，甚至於全身各個角落陽氣的來龍去脈，皆很清楚，而且還能隨心所欲地使陽氣加強或抑制。

集中意識於手掌時，除了有壓力感之外，陽氣更能向體外噴射。若更加強意識的集中和拉長集中的時間時，陽氣便能噴至一、二公尺之遠，甚至於五公尺以外的人，也能感受到你所發出去的陽氣，而站在一公尺以內的人，則有用手掌直接貼於身體的壓力感。

從身體向外噴的陽氣，起初只能放射幾公分的距離，而後隨著意識的集中，距離逐漸拉遠，而且陽氣本身也逐漸地強化，所以陽氣範圍內所站的人，便有壓力，除此之外，自己也能感覺出壓力的存在。

身體所放射的陽氣，往往充塞於整個修行的房間，其他的氣不易潛入，若說陽氣會混亂，那也是修行者本身的內在因素所引起。而修行階段愈高時，愈感覺到自己是處於靜電之中，身體的感覺很舒適。

這時已不再是單純的陽氣，而是含有生命能量的陽氣，在意識中除了能感覺到陽氣之外，還可感覺到其他的氣，但還是無法攫捕陽氣中其他的氣。

由這一節介紹中，我們可以瞭解「誰都能感覺得到氣」一節所介紹的不能控制的氣，如今已能自由地加以使用，並隨意地使它加強或減弱，而且有時還有手指接觸般的震動感，一旦進入這種階段時，即可測出陽氣範圍內的人或侵入者之氣的狀態。

氣發射的強度和生命力有密切的關聯。身體衰弱時，放射出來的氣便微小，而精力充沛時，所發射的氣便很強。但有一點不可忽視的是，不曾修煉仙道的人也有可能發出很強的氣。

精力的好壞，自己應該很清楚，因此外表上雖然精力充沛，而氣很衰弱時，便應禁止自己勉強的修煉。

工作或讀書徹夜不眠時，很奇妙的性慾會加強，一般人很容易會有性的衝動，但是這絕不是精力充沛的現象，而是因爲太疲倦，自律神經異常地興奮，因而刺激了副腎或性腺的激素，實則本身的精力狀態尙停滯於微弱的階段。

仙人瞭解氣強弱的重要性，因此絕不輕易地進行性交。倘若體內衰弱又恰好有要事待辦時，仙人便集中意識，使陽氣能一時性的強化，以便擔負重任，不過這種做法很傷神，必須隨時補充氣。

而房中術中從手上取氣的方法，以及地丹法（食餌法），便是一種補充精力的方法，同時也是仙人保持精力的秘訣。

感應對方的氣

在「科學性的手掌療法和練習」一節中，已介紹過氣除了手掌之外，還有身軀可爲攝取的對象，當自己氣的影響空間和對方氣的空間接觸時，會有種共鳴感，換句話說，可以感受得到對方的心情狀態，並且像對自己的情緒變化一般摸得很清楚。

所以，對方欲加害我方而接近時，我方立卽可以摸清對方的來意，對方自然也會有所警戒，而不敢再走近。可是，我方若是因此而得意忘形之時，對方接下來的心態便無法了解，這是因爲本身虛的狀態，受到雜念的影響，而不能感受到對方之氣。

由此可見，一個人的心，必須常常保持虛的狀態，否則氣的威力便無法發揮。

中國的拳法，又稱爲氣的拳法，也是以心虛的狀態爲目標，因此，練習拳法的傳統宗旨是不隨便地使功夫顯露出來，也不到處宣揚自己的武力，只維持靜的狀態而已，換句話說，要保持完全虛的狀態，以期能摸清對方的氣勢。

倘若自我擾亂本身氣時，便不能摸清對方的氣，唯有靠反神經來瞭解對方的動態，而後打鬪的勝敗完全取決於武技的高低，以及力量的強弱。

氣的狀態和意識有關，因此我方若處在自己的氣中，又保持虛的狀態時，對方氣的狀態以及心情的變化都能夠摸得一清二楚，如此未動手之前勝敗早已分明，又何必在意比不比武呢。

據說，神仙能感覺得到十公尺以外氣的狀態，所以，孫悟空之無法逃出如來佛手掌心的理由也在於此。

因此，欲打敗對方，首先必須使體內之氣向四周空間發射，並利用手部發出強力的氣，以破壞對方的氣，如此不用交手便已可分出高下。

一般人雖然不能像高手一樣運用高超的技巧，不過至少能避開一些突來的攻擊，以及免於受到對方惡氣的影響。

病人會發射出一種病人特有的「冷氣」，壞人會發出一種刺激性的氣，而和我方合不來的人，則會發出一種和我方相衝突的氣。

相反地，自己若有焦躁或嫉妒之心，也會發出一種襲擊對方的氣，如此兩氣相尅，縱使表面上笑臉以對，其實心裏各懷鬼胎。

瞭解對方氣的人，也能了解對方的意識活動，因此進入酒吧或舞廳，聽了女經理和服務生的奉承話時，便不會頭昏目眩摸不清自己身在何處。

對方若專心，也能摸清我方氣的狀態。我方若突發性慾之心，便無法感應到任何一種氣，因爲本身之氣已受到混亂。

這種對氣有所感應的階段，也是仙道修行最困難之處。因爲修煉的人，大多年紀已不小，所接觸的事務繁多，不免有許多慾望，若是不好好控制自己，便會想到酒、女色、美食方面，倘若眞的涉足聲色場所，或沉溺於美食世界，對自己元氣將會損傷不少。而這也是修煉上需要痛苦掙扎的幾件事，更是仙俗的分界線。

在這個階段中，最重要的還是心境方面，假使一位悟道的和尙竟暗地裡喝酒玩女人，便不是所謂的眞正悟道。能經過一次又一次磨練的人，才是眞正悟道的人，悟道的人必須比平常人更自重，不可縱容自己爲所欲爲，否則所得的報應比平常人多出好幾倍。

若認爲以上所介紹的各種修煉太麻煩，則採取不管周圍各種氣如何變化的態度，只求自己心情安定，而不用氣去探測對方的氣，唯有對方發出侵襲之氣時，才不得已地集中意識去對付。

總歸一句話，必須維持虛的狀態，以免露出足以讓他人攻擊的破綻。

和自然之氣交換

瞭解他人「氣」狀態的人，也能感受到其他一切氣的存在。

除了人、動物、植物、無生物等能發出氣之外，其他含有生命能量的東西，也能發出氣來。而生物與無生物所發出來的氣，其差異在於氣是否潛意識下所發出的。

暖房內的火堆或高壓線等所發出來的氣，都不含有「本身意識」的存在，只是調整機構變化能量所產生的，並非本身創造或產生的，完全是人控制調整機構所產生的結果。

倘若一個無生物能自己產生能量，而且能隨著意志的改變而變化氣，則它就不是一個無生物，而是一個有生命的東西。除此之外，自然界也有發出氣的場所，卽古代稱爲神靈所在之處。

對於一個東西或一個場所發出氣的現象，科學家稱爲自然電場中比較強烈的場所，但站在自然法則學說立場的人，則認爲這是一種有意志的現象。

當人將意識集中於某部位的氣時，氣便有強烈的輻射擴充作用發生，而氣受到自然界的影響時，也會有擴大的情形產生。從自然法則觀點來看，這些都是某種意志下的控制行爲。

意志可以說是動物的本能，但牠們不像人類能將意志提升到文化、精神的境界，牠們所想的只是如何讓自己吃飽、如何讓自己安全及如何繁殖自己的後代而已。植物的情形和動物差不多，但是植物只能根植於一地，不能到處走動，因此常被誤以爲是無生命的東西。

將無生物當作是比植物更低級的生物來看，也是有點道理的，因爲無生物雖然不能走動、不能呼吸，但是它能發出氣。視個人之氣是否與它調和，而發生增益或死滅的作用，人們常把這種氣歸類爲地磁氣或對人有不良影響的能量，從另一個自然法則的觀點來看，這種氣好像也受了某種意志的支配。

除人之外的動植物以及無生物皆生存在一個自然空間，而他們的意志力量是來自於附近的自然環境，但自然環境是時時在改變的，不斷地在風吹雨打中繼續改變景觀。

自然界的多變一如生物，只不過時間長短有所不同而已。又生物生存於自然界之中，兩者關係非常密切，氣旺盛的地方，其範圍內的生物也呈繁榮貌，而氣衰弱的地方，生物也會隨之而萎縮，假使沒有氣存在，生物即會枯竭，所以中國古代一向很注重風水的問題。

現代的人，偏重於科學的觀點，竟然將自然界的物視爲無機性來看待，又將肉體當作是一種存在之體，而意識只是肉體的一個作用而已。

仙道最主要還是站在氣的立場，視一切的存在物，不管生物或無生物都潛伏有意識力。仙道的修行目的則在於，除了能感覺氣的存在之外，還能與天地自然之氣一體化。

和四次元世界的結合

自然界的東西，有些具有實質的外觀，有些則無，不過從質的觀點來看，都可以發出氣來，而這些氣有些是固定於某處，有些則是到處飄浮，但是其中的共同特色是這些氣皆不帶有物質性的色彩。

我們將這些現象總稱爲靈，又人死後的狀態或者更高階段的靈體，也是靈。不過，靈並不等於氣，因爲靈是一種有意識的東西，而氣的發生體有些是無意識的，因此靈的定義應該是：「能發出帶有意識力之氣的無形物，便稱爲靈。」

那麼，什麼樣的氣才帶有意識力呢？什麼樣的氣不帶有意識力呢？我想只要修煉到氣變成自己的附屬物階段時，便可以瞭解到，若是所接觸的氣就像接觸人或動物的感覺相同，就是一種有意識的氣。

氣有各種型態，而最大的差異因素是溫度，例如：接觸到低級靈時，自己體內之氣會被吸取，因而身體會感覺很冷。

相反地，若是接觸到高級靈時，身體便有如作日光浴一般的溫暖感。至於高級靈，即使是背對著高級靈或者只是有高級靈偶而進入的情況時，也會有溫暖和明亮的感覺。至於低級靈，只能感覺有一團東西飄動。高級靈，因爲所流動的空間太廣濶，因此無法具體的感受到。

能瞭解他人氣狀態的人，也能測出那人所附的靈屬於高級或低級。通常好大喜功的人，所附帶的往往是低級靈，而外貌平凡的人，反而附帶有高級靈。除了人之外，場所或生物也有高低靈的差別。許多建築輝煌的廟宇卻常帶有狐狸般的靈，倒是一些荒廢已久的祠堂，往往帶有很大的神力。

令人感到有趣的是，高級靈的地方人煙稀少，而低級靈的地方卻是門庭若市。例如：酒吧、賽馬場便是一例。在這些場所出入的人，大多帶有嫉妒、懷恨、虛榮等之氣，而這些半獨立的氣，有時還幾乎讓人喘不過氣來。

通常這種半獨立的氣並非是靈，只不過是依個人意識狀態，而刻在空間電場和磁場的一種記憶群的結合，亦即低級靈活躍時所產生的一種特殊空間。

手掌的應用

屬於四次元世界中的氣，只要抓住要點便能夠感受到氣，而氣本身也是一種觸覺。對於一切的事物都會有感應，因此用手掌針對著人或有形、無形之物時，手掌都能感受到對方所發出來的氣。

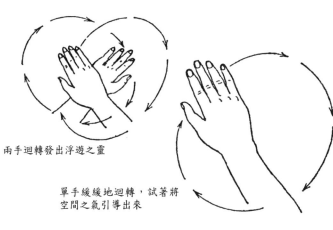

兩手迴轉發出浮遊之靈

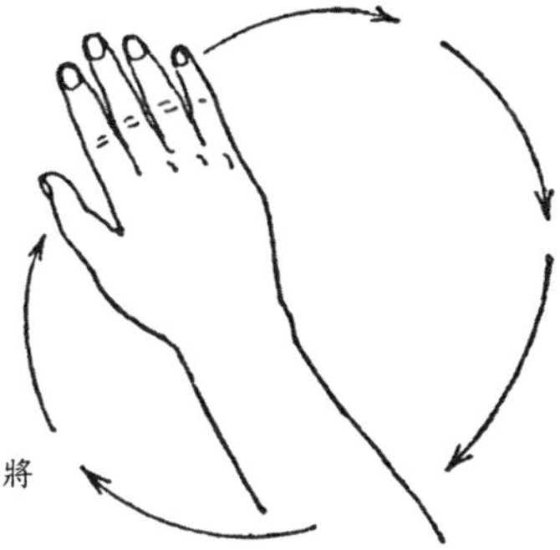

單手緩緩地迴轉，試著將空間之氣引導出來

現在，我們來做幾個試驗。首先，針對四次元世界施行。

先不要以寺廟爲目標，而舉起手朝著敬禮的對方試試看，並且還要反覆地做幾十次，結果如何呢？

結論是幾乎無法感覺到氣，即使有也是很微弱，由此可知，敬禮姿勢並無多大的誠懇之心。

接著，把目標轉移到法力高的和尚，趁他集中意識打揖作禮之時，將手掌朝著他試試看，結果發現可以感受到一股很強的力。但這種情形較爲少見。

在台灣或大陸常常可以看到一些符咒術，其中對於禮也有所描述，認爲修行者能夠發出氣，而且集中意識於行禮時，所行的禮便能發生一股

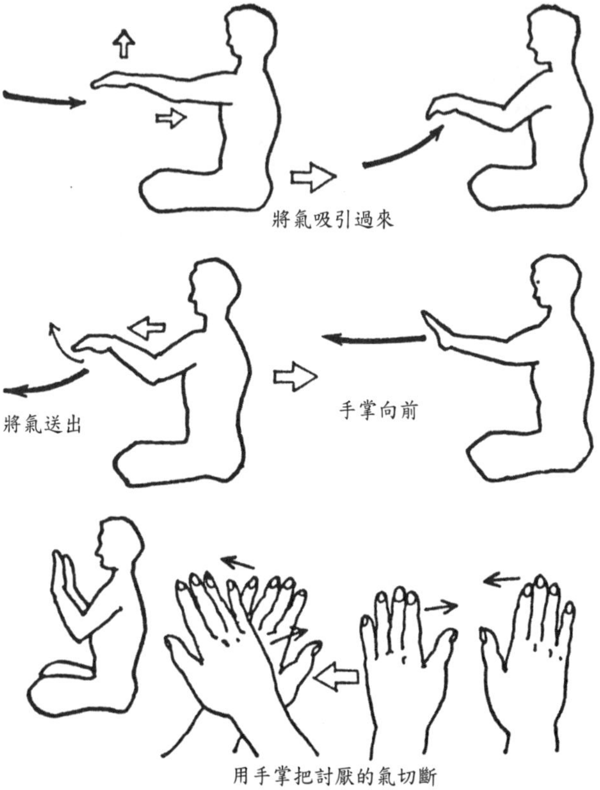

力量，而這股力量恰與行禮者本身的修行程度成正比。

手掌除了能察出行禮的效力之外，也能吸取他人背後流動的靈或飄浮在空間的氣。而手掌的另一個功能是，使體內之氣經由手掌向空中揮動的架勢，而放射飄浮於空間。

至於吸取背後之靈的方法，如上圖所示，只要兩手掌針對著對方之氣作迴轉狀，而向自己的方位拉引即可，倘若已無靈媒存在時，手掌只要呈豎立向後傾的狀態，而整個手掌做搖手姿勢時，便能使體內之氣和外界隔絕。

上述的方法可運用的場合頗多，譬如：和一個不大合得來的人談話時，便可以利用這種搖手的姿勢，切斷對方衝過來的氣，如此本身便不會感到焦躁。

例如，筆者有一次必須和一位不太合得來的人做面對面的會談，那時我只好利用以手阻擋對方之氣的方法，使這來襲之氣轉向坐在附近的第三人，結果這個人竟然無緣無故地焦躁起來，甚至發了一陣牢騷。

這種切斷對方之氣的方法，剛開始是利用手掌施行，但是熟練之後，只要利用眼睛便可以做得到。除此之外，還能察出對方困擾所在，不過這只是針對單純性的問題來講，至於靈性方面的問題，還須利用手掌先引導靈出來，再加以觀察。

而且手掌還可以應用到其他方面，譬如，面臨強敵時，便可以利用手掌測出對方氣的強弱，然後私自忖度，敵得過時便全力以赴，若敵不過時，最好三十六計走爲上策。

其實，這只是舉例而已，眞正面臨這種情況時，是不值得這麼做的，因爲我們的目標只是修煉仙道，不像那些以宗教事業爲職業的人，除了修煉仙道之外，還須了解一切存在於環境空間內的氣，以期能逢凶化吉，自求多福。

毫無止境的恍惚狀態

在泥丸或丹田進行溫養時，陽氣因爲意識加強的緣故，便會因而放出光芒。至於光出現的場所，按《仙道房中術入門》一書的作者秦浩人先生，及《中國五占術全書》一書的作者張耀文先生，皆認爲在丹田部位，但《築基參證》的作者許進忠先生，卻認爲是胸部到喉嚨一帶，而筆者的意見是因人而異。

這種現象因爲不能從生理學方面來解釋，因此並無一個統一的標準，至於那種學說是正確的，已經無所謂了。瑜伽中也有光輪的說法，和仙道的光相似之處是：兩者皆在集中意識之後產生的。

瑜伽術在歐美各國相當普及，因而做生理學或科學這方面研究的人比較多，但據說除了研究出光輪的位置幾乎和內分泌系統成對應之外，別無所獲。

只是對於發光的原因，可以做某程度的推測。瑜伽的光輪是，閉起眼睛集中意識於眼前的小光點而產生的。

這種小光點對一般人來說，在閉起眼的那一刹那都會出現，不過很快便會消失，但對於已經修煉過冥想的人，這種發光的小東西，不會一下子便消失，大概是因爲意識集中，而使氣刺激視神經而有的現象吧！

同樣地，仙道作溫養時，也需要集中意識，然後才能產生光，不過瑜伽術的看光是眼球的問題，而溫養時並不將意識集中於眼部，所以兩者不能作比較。也許當眼球看光的時候，內分泌系統會產生某種力量，或者發出某種光，因此眼球才能看得到光。

可是除了腦部視神經之外，還有感覺到光的器官嗎？沒有人能夠作一個肯定的答覆，不管是瑜伽或是仙道，至今仍然存在著許多不爲人知的謎，對於這些部分，世人唯有模糊的概念而已。

譬如：陽氣在發出光以前，唾液帶有甜味，鼻子聞到芬芳氣息，以及陽氣液化時，身體感覺冰冷，光逐漸擴大而至包圍全身的現象，至今仍有多種說法，分派獨立。至今發光的狀態，有些主張開始時呈朦朧狀態，然後才逐漸地光亮，有些則認爲起初是小針般的大小，然後再逐漸地擴大。

《仙道房中術入門》並未談論到全身被光輪包圍的狀態，只是提到在丹田部出現一塊白光而已。既然是「一塊」應該不是一個小針孔狀，而許進忠先生則認爲光可擴至包圍全身，而在丹田部位有著朦朧狀態之氣的塊狀物。

要言之，起初先發出光，然後逐漸擴大至包圍全身，接著才有另外一團塊狀光出現，此塊狀光以肚臍爲中心，依順時針方向開始旋轉，而這種旋轉狀態隨著修行時間的進行，變得愈來愈快，同時下腹部力量也逐漸地加強，使身體進入恍惚狀態。

這種狀態與性交高潮時的感覺相似，不論男女皆有發生的可能。仙道的恍惚狀態，比性交高潮時的感覺強烈好幾倍，時間也相當長，從塊狀光開始轉動之後，便一直延續著。

但是，未修煉到塊狀光旋轉的階段，也能產生恍惚狀態，其控制法解析如下：當全身處於充滿陽氣而且陽氣不外洩時，集中意識於氣海、關元，讓陽氣繞著肚臍而旋轉，便會產生塊狀光旋轉時的恍惚感覺，這種恍惚狀態能維持好幾十分鐘。修煉至全身周天階段的人，更能夠常常有這種感覺出現。

光的旋轉速度愈快，恍惚的狀態愈強，最後，當光旋轉至極端的速度時，旋轉的光會變成一顆小珠，也就是說氣從黏黏的狀態變成硬硬的狀態。

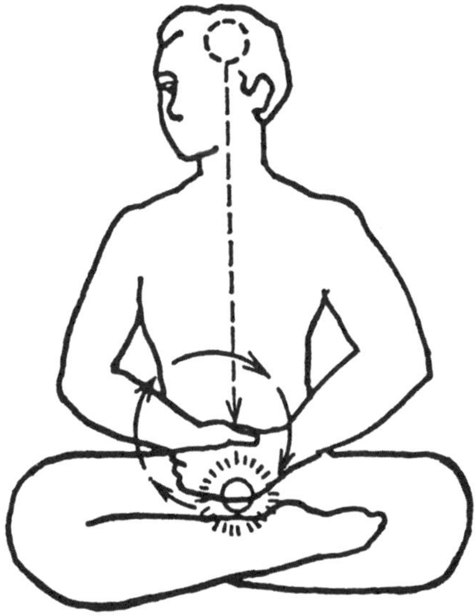

採藥

這種硬硬的狀態，仙道稱爲「丹」或「小藥」，這是陽氣充足時所產生的東西，亦卽陽氣物質化了。而這個過程仙道稱爲「採藥」，這時呼吸由文息進入好似停止呼吸狀態的眞息。

然後使小藥依著陽氣循環的路線，沿著會陰、尾骶骨、夾脊、玉枕、泥丸、印堂和膻中而運行，最後回到丹田，每天如此修煉，據說，小藥便能發揮治癒一切疾病的功效。

現代的科學氣功法和氣功療法一類的書，都未談論到採藥，要找有關這一類記載，唯有在古代流傳下來的仙道書中尋找，不過，最近許進忠先生和秦浩人先生曾寫過這方面的書籍。

瑜伽也相當於這個部分的行法，而其所討論光輪發光包圍全身的意思也與仙道不同，仙道所講的光除了波及全身四周之外，還有塊狀光呈旋轉狀態繞行於體內，不過兩者的共同處是皆有恍惚的狀態產生。

所以仙道和瑜伽雖然外觀上的作法大不相同，但結果都同樣的產生恍惚狀態。所謂恍惚狀態，正是內分泌系統機能高亢之時。

瑜伽的光輪可以自由地控制；而仙道的光，唯有將小藥運行於竅的位置，並且集中意識於與竅有關的內分泌系統時才能夠自由地控制。

也許是文化上先入觀念差別的緣故，仙道和瑜伽才有所差異吧！

衆所週知，印度是個宗教國家，因此流行於印度的瑜伽也帶有宗教的色彩，據說瑜伽稱每一個光輪爲佛的寶座。

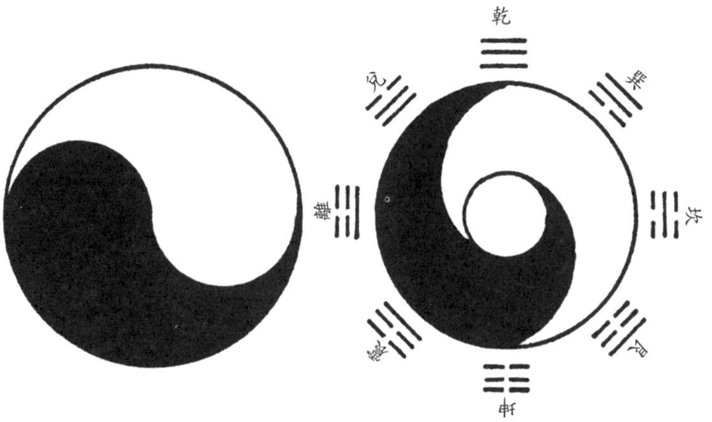

陰陽

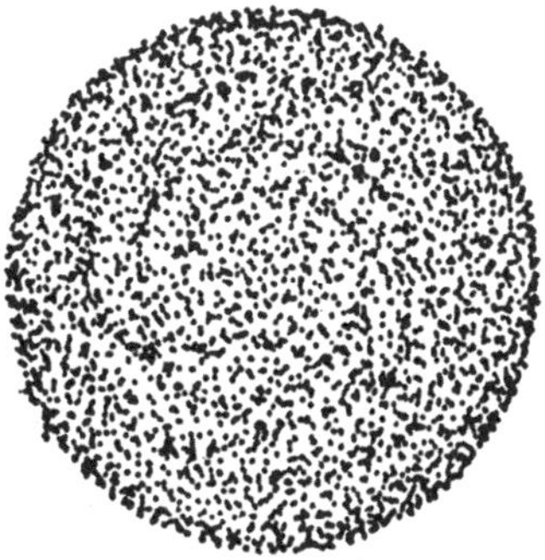

太極

相反地，中國比較重視物質性，主張外丹是金屬所製不老長壽的外服藥，而內丹是體內之氣所製造出來的長壽之藥。

事實上，氣相當地自由自在，我們可以利用意識，使它變成各種形狀。

而瑜伽和仙道的共通之點如下：

△陽氣＝瑜伽術中上升的「昆達里尼」。

△意識集中於竅＝光輪。

△發生光。

△人有強烈的恍惚狀態。

在仙道，無論是金色的光、白色的光或其他的光，只能在修行中出現，並無任何意義，但是瑜伽中所出現的任何一個光輪，都有它的意義和作用，皆不可隨便地捨棄。修煉仙道而能發光時，也可以轉而修煉瑜伽，說不定如此反而能使自己的修行更上一層樓。

目前其他的國家，除了重視仙道之外，也很重視瑜伽，而我國只講究仙道，印度則只注重瑜伽，其實也許兩種並行修行，反而能使氣儘速地運行。

陰陽太極的世界

存在於自然界中，一切有形或無形的東西，都能發出氣，只要自己加以靈巧配合和使用，生活自然能過得很愉快。

譬如，能了解對方氣的狀態時，和他人一接觸，馬上便能曉得對方的氣是否對自己有利，因此與人相處絕不會吃虧，假使身處惡劣的地方，自己也能提早發覺而走避他方。

所謂命運，實則指自己氣的起伏盛衰狀態，生存之道除了需和環境配合以增強自己的氣之外，最重要的是，能夠經過「氣」而了解自然的狀態，以使自己心情平靜，少做無意義的事，而且能夠看出各個事物的本質。

即使不走僧侶那種修行的途徑，一般人也能進入自然悟道的境界。進入自然悟道境界後，對於酒色財氣便能看得開。任何事皆順其自然，實際上，慾望是人類的特質，一般人很難加以克服，唯有修煉成功的人，才能做到節制自己的功夫，並且更可以經由「氣」控制這些慾望。

水往低處流，因此宇宙中能量過多的地方，會使能量流動到能量不足之處，以期維持「自然，平衡」的狀態，過多的地方，稱爲「陽」，不足的地方稱爲「陰」，而陰陽調和的狀態便稱爲「中庸」。中庸除了腦部的觀察之外，還須加上氣的體會，如此對於天地萬物的本質，才能洞察了解。

「悟」絕不是一種靜止狀態，宇宙中一切的能量都呈流動狀，而且自己的氣也呈同速度運轉的狀態，如此天、地、人合爲一體。

若欲了解「悟」的狀態時，只需透過自己的氣，亦卽能量，來暸解卽可，眞可謂爲「動中取靜，靜中取動」，這便是易經所說的「太極世界」，也是老莊所說的「無爲自然」的具體表現。